U0313500

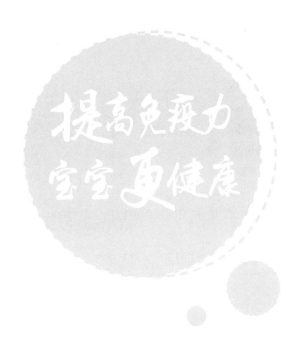

提高免疫力
宝宝更健康

程家正　沈　健　主编

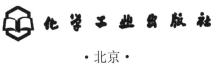

化学工业出版社

·北京·

宝宝的健康往往是父母最关心的问题，如果宝宝生病了，父母经常会担心不已。那么，如何提高宝宝的免疫力，让宝宝少受病痛的困扰呢？其实提高宝宝的免疫力并不难，了解免疫力的"背景"后，对症下药，从衣、食、住、行各方面加以注意，避免"雷区"，就能帮助宝宝打造坚强的免疫力保护墙。

本书从多角度、全方位讲解免疫力的关键所在，适合准父母及新父母阅读，帮助父母答疑解惑，为提高宝宝的免疫力保驾护航。

**图书在版编目（CIP）数据**

提高免疫力　宝宝更健康／程家正，沈健主编．—北京：
化学工业出版社，2016.2
ISBN　978-7-122-25825-0

Ⅰ．①提…　Ⅱ．①程…②沈…　Ⅲ．①婴幼儿－免疫学－基本知识　Ⅳ．①R392

中国版本图书馆 CIP 数据核字（2015）第 294906 号

责任编辑：张蕾　　　　　责任校对：王素芹

出版发行：化学工业出版社（北京市东城区青年湖南街 13 号　邮政编码 100011）
印　　装：北京云浩印刷有限责任公司
710mm×1000mm 1/16　印张 15¼　字数 220 千字　2016 年 6 月北京第 1 版第 1 次印刷

购书咨询：010-64518888（传真：010-64519686）　　售后服务：010-64518899
网　　址：http://www.cip.com.cn
凡购买本书，如有缺损质量问题，本社销售中心负责调换。

定　　价：39.80 元

# $P^{reface}$ 前言

**免**疫力指的是身体抵抗病原微生物、环境侵蚀的能力，包括精神上的抗打压能力。人们常说，身体是革命的本钱，而免疫力正是身体免受疾病侵害的一种有效屏障。假如人的免疫力受到侵害，那么身体各项功能都会受到干扰，严重的甚至会诱发各种疾病和癌症。

孩子是父母的生命，孩子的健康决定着一个家庭的幸福指数，而孩子免疫力的强弱则是影响健康的关键，也间接决定了一个家庭的幸福和快乐。身为人母，都希望将自己的孩子养得白白胖胖、健健康康，能够幸福快乐地成长。然而，新生宝宝由于刚刚来到这个懵懂的世界，自身的免疫力十分低下，还不足以自行调节，身为父母，若能从孕期或宝宝年幼时，提早为免疫力打下基础，则是影响宝宝一生的事。否则等到孩子长大成人才知道免疫力的重要性，那就太迟了。

在孩子小的时候，父母就要通过各种手段和方式来帮助宝宝提高自身的免疫力。本书详细介绍了宝宝免疫力的基础知识、提升免疫力的误区、解密父母经常遇到的免疫力迷思、掌握提高孩子免疫力的关键，以及如何提升宝宝的免疫力、如何通过经络疗法提高免疫力、宝宝疾病的调养等方面的知识，急父母之所急。凡与宝宝免疫力有关的问题，在书中几乎都能找到答案，帮助父母打造孩子的免疫力，培养出不怕生病的小孩，同时还给父母提供健康的育儿方法，带给父母更为人性化的关爱。

编者

2016年1月

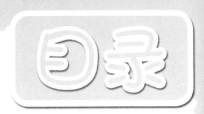

目录

## 第三章　打通孩子全身经络，激发孩子的大药库

## 第四章　从生活小细节，全方位提高孩子免疫力

## 第五章　免疫出问题造成的孩子常见不适

## 第六章　爸妈常弄错的十四个小儿免疫力迷思

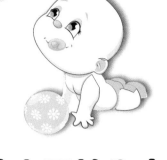

# 第一章

# 打造免疫力，养出不怕生病的小孩

许多人初为父母时，除了兴奋与喜悦之外，都异常紧张，他们最为紧张的就是宝宝的身体健康与否。新生儿的免疫系统就像一张白纸，简单透明同时也很脆弱，父母想要什么颜色，就可以往上填充什么颜色。可以说，新生儿免疫力的发展成熟和强大与父母有着密切的关系，同时这也是父母每天面对的问题。宝宝从咿呀学语到口齿伶俐，从蹒跚学步到健步如飞，都需要父母的教导与指引，宝宝的免疫系统也是如此，父母正确的方式方法可以让新生儿的免疫系统得到更好的发展。父母不可以过度放任，让其自由发展，这样会让孩子的免疫系统不堪病菌的袭击；也不可过度重视，让宝宝天天吃营养品，宝宝的身体会不堪重负，反而得不到好效果。孩子的免疫力是需要打造的，父母只有了解免疫力，才能正确地打造孩子的免疫力。

# 父母应该知道的免疫力真相

宝宝自出生以来，面对各种疾菌的袭扰，有的宝宝生病之后，很难恢复，有的宝宝非常顽强地挺了过来，而有的宝宝竟安然无恙。在病菌面前，为什么会表现出这种莫大差异呢？究竟是什么原因呢？其实原因很简单，就是每个宝宝免疫力的强弱各不相同。

一般来说，把机体对外来侵袭的识别和排除异物的抵抗力称为"免疫力"。免疫力来自体内的免疫系统，该系统由免疫器官、免疫细胞与免疫分子组成，如同一个国家的"武警部队"，守卫和保护着宝宝的健康大业。

免疫系统一直是复杂而神秘的存在，其中有很多秘密值得并且需要爸爸妈妈去探索，来帮助宝宝获得更加强壮的"免疫军队"，对抗病菌的侵犯。

## 免疫器官

免疫器官相当于"武警部队"的一个分支机构，包括骨髓、胸腺、脾脏、淋巴结、扁桃体、小肠集合淋巴结、阑尾等，是免疫细胞分化、增殖或驻扎的"营地"。免疫器官是指实现免疫功能的器官或组织。骨髓、胸腺等属于中枢免疫器官，负责生产免疫细胞，并输送到身体各处"值勤"，好比是"士兵的训练工厂"；脾脏、淋巴结等属于周围免疫器官，如同"兵站"，既是淋巴细胞定居的"部位"，也是免疫大军战斗的"战场"。

宝宝的免疫系统是一个逐渐发展和成熟的过程，如果父母可以做好宝宝免疫器官的养护工作，宝宝的免疫力会得到加强，反之，则会损害宝宝的免疫系统。

## 免疫细胞和免疫分子

免疫细胞"在编"的有白细胞、巨噬细胞、自然杀伤细胞等。免疫细胞相当于"武警战士"，具体执行"武警部队"发出的指令，吃掉侵入人体的有害的细菌与病毒，甚至可以及时消灭掉突变的癌细胞。至于免疫分子，则是战士手中的"武器弹药"，帮助"战士"及时地消灭病菌，如免疫球蛋白、补体、抗体与细胞因子等，可直接抑制或杀灭各种致病微生物，确保宝宝身体健康。

瞧瞧吧，人体内的免疫系统是如此的严密而又复杂，如同国家的"武警部队"。据测算，免疫系统由1万亿个细胞组成，保护着人体的每一个角落，即使不能称为"固若金汤""牢不可破"和"攻不可破"，也算得上"壁垒森严""众志成城"。人体的免疫系统很复杂。在免疫功能正常的情况下对"异己"物质产生排异效应，发挥保护人体的作用。

## 人体免疫的三大防线

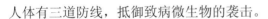

人体有三道防线，抵御致病微生物的袭击。

**第一道防线**：由皮肤、黏膜及其分泌物构成，它们有着强大的功能，不仅能够阻挡致病微生物侵入人体，而且它们的分泌物（如乳酸、脂肪酸、胃酸和酶等）还有杀菌消毒的功效。第一道防线不属于人体内环境。皮肤及体内各种器官的管腔壁内表面的体膜，形成了保护人体的天然屏障，是人体坚固的"长城"，可以阻挡病菌的侵入和袭击，对人体的健康起着至关重要的作用。

**第二道防线**：由体液中的杀菌物质（如溶菌酶）和吞噬细胞等组成。人的眼泪中含有大量的溶菌酶，具有杀菌作用。血液、骨骼和淋巴结等组织中的白细胞、巨噬细胞，都能把侵入人体的细菌、病毒以及体内老死和受损的细胞及肿瘤细胞吞噬、消化掉。细胞免疫依靠的是胸腺释放一种"长寿"的小淋巴细胞——"T细胞"。它可以直接攻击并消灭入侵的病菌、病毒等；也可以促使巨噬细胞去吞噬这些病原体；它还能阻碍肿瘤细胞的生长。体液免疫与脾、淋巴结释放的一种小淋巴细胞有关，这种小淋巴细胞简称"B细胞"。

前两道防线是人类在进化过程中逐渐建立起来的天然防御功能，特点是人人生来就有，每一个人都有，并且不针对某一种特定的病原体，对多种病原体都有防御作用，因此叫做非特异性免疫（又称先天性免疫）。

第三道防线：主要由免疫器官（扁桃体、淋巴结、胸腺、骨髓和脾等）和免疫细胞（淋巴细胞、单核/巨噬细胞、粒细胞、肥大细胞）借助血液循环和淋巴循环而组成的。病原体侵入后，刺激淋巴细胞，淋巴细胞就会产生一种抵抗该病原体的特殊蛋白质，叫做抗体。引起人体产生抗体的物质（如病原体等异物）叫做抗原（注射入人体内的疫苗是灭活或减毒的病原体）。

第三道防线是人体在出生以后逐渐建立起来的后天防御功能，特点是出生后才产生的，只针对某一特定的病原体或异物起作用，因而叫做特异性免疫（又称后天性免疫）。根据艾滋病死因和免疫系统受损关系的相关资料表明，人体的第三道防线在抵抗外来病原体和抑制肿瘤方面具有十分重要的作用。

第一道防线和第二道防线并称非特异性免疫，人人生来就有，对多种病原有防御作用。第三道防线叫做特异性免疫，宝宝出生后产生，通常对特定的病原体或异物起作用。

爸爸妈妈们除了要了解人体的免疫系统，还要了解免疫系统作为人体的"护卫队"有哪些功能。

## "免疫护卫队"的功能

预防病原体感染：免疫系统不但能够防止外界病原体的入侵，还能清除已入侵的病毒及有害的生物分子，预防病菌造成的感染，保护宝宝免受疾病的侵扰。

产生抗体：通过接触、识别病菌，宝宝的体内就能产生抗体，不再感染疾病，比如流行性腮腺炎、麻疹，都是得过一次就不会再得的疾病，就是因为体内已经有了抗体。

识别异物：免疫系统不但可以识别来自外部的异物，还能识别、杀伤并及时清除体内突变细胞。总之，只要是免疫系统不熟悉的，都会拉响警报，马上处于战备状态。

维持人体健康：如果免疫系统状态正常时，可以帮宝宝清除体内损伤或衰老的自身细胞，进行免疫调节，从而保持宝宝体内生理平衡，使身体有较强的抵抗力。

宝宝的身体是否健康，很大程度上取决于宝宝体内免疫系统的功能是否正常。人体的免疫系统不断抵御外来病毒、病菌等各种有害物的入侵，并消除体内病变、衰老和死亡的细胞，使人体平安无恙。宝宝的免疫系统会随着宝宝的长大而日益成熟和完善，并不是宝宝一出生，免疫系统就是成熟的，免疫系统也需要时间去长大。

# 把握孩子免疫训练两个黄金阶段

父母要把握宝宝免疫训练的两个黄金阶段，首先，必须要清楚宝宝免疫系统是如何发展和成长的，要清楚地知道宝宝的免疫力成长之路。

宝宝的免疫成长之路，分为三个阶段。

第一个阶段：宝宝出生6个月以内，身体内有从母体带来的抗体，6个月以内的宝宝很少生病，其实并不是因为宝宝的免疫力强，而是宝宝的体内有来自于妈妈的抗体以及母乳中的免疫成分。当然，还有比较周到和安全地照料，使宝宝接触病原体的机会比较少。对于新生儿而言，在妈妈肚子里的时候接受了一些抗体，相当于有了一层天生的保护屏障，可抵抗某些疾病发生，但是，由于刚刚降生，白细胞功能不健全，而且"补体"（存于血清中，能够增加抗体作用）的数量很少，自身免疫系统还没有得到发展，无法阻止病菌的入侵和袭击，因此6个月内的宝宝抵抗力比较差，父母应该在这个阶段帮助宝宝进行免疫训练。

第二个阶段：6个月~3岁，这个阶段宝宝是比较容易生病的，因为宝宝身体内来自母体的抗体逐渐消失，生活范围越来越大，感染不同病原微生物的机会越来越多，并且此时宝宝制造抗体的能力还很弱，体内抗体的数量和种类都很有限，宝宝就比较容易生病。但是在这个阶段，随着宝宝一次次的生病，宝宝体内的抗体也越来越多，宝宝的免疫细胞和免疫器官渐趋成熟，开始自己制造抗体。这一阶段，爸爸妈妈要采取一定的措施帮助宝宝的免疫系统更加强大。

第三个阶段：3～6岁，随着宝宝年龄的增长，免疫系统一再对病原微生物进行"登记"和应战，免疫系统得到了成熟和完善，宝宝体内抗体的种类和数量也在增加，免疫系统的功能越来越完善，生病概率明显减少，宝宝的身体状况也越来越好。

只有爸爸妈妈对宝宝的免疫系统进行训练，免疫系统才会茁壮成长，抵御外部病菌的入侵。根据宝宝免疫系统的成长之路，把宝宝免疫训练分为出生后至6个月大、6个月之后～3岁这两个阶段。那么，父母应该如何照顾0～6个月、6个月～3岁的宝宝，帮助宝宝建立强壮的免疫部队，力抗病菌的攻击呢？

## 第一阶段：0～6个月

锻炼免疫力是宝宝出生后至6个月的照护重点。这个时期的免疫系统很单纯，抗体就像新兵入伍，什么敌人都不认识，所以我们要训练新兵去认识病菌，同时还需要老兵去守护，老兵就是来自妈妈的抗体，由老兵带着新兵去认识敌人。

妈妈的抗体会在宝宝身上生存6～9个月，所以在6个月之前，宝宝遇到病菌，是受到妈妈抗体的保护。同时，孩子的抗体也学会辨认敌人，知道敌人来了要开始发动攻击，免疫系统就慢慢被建立。那么爸爸妈妈们要从哪些方面帮助宝宝呢？

### 1.母乳喂养，加强宝宝免疫力

母乳是保护宝宝的一个利器。母乳中含有免疫活性物质，包括溶菌酶、免疫球蛋白等。一般来说，外援补充蛋白质，经过消化系统就会变成氨基酸而不再有免疫活性。但母乳比较特殊，它的免疫活性物质不会被胃液破坏掉，所以是带着活性到达肠道，被身体吸收的。免疫活性物质对肠道和呼吸道的作用最为明显，而新生儿出现的主要问题也就是肠道和呼吸道。宝宝一下子从母体无菌的环境中分娩出来，自己的抵抗力还没有建立，为了让他能够存活，妈妈的初乳中神奇地出现了大量的免疫活性物质。在满足宝宝营养需求的同时，也为宝宝建立了第一道免疫防线。

母乳最重要的作用除了给孩子提供良好的营养外，还帮助婴儿建立肠道内微生物生态系统平衡，从而预防疾病，提高免疫力。

### 2.接种疫苗

提高宝宝的免疫力，最直接的方法就是接种疫苗。接种疫苗预防疾病的原理，实际上是利用人体天然的免疫功能，通过适度刺激，也就是让孩子少量接触病原微生物，在不致病的前提下，刺激人体免疫系统产生抗体，从而对抗病原微生物的侵袭。

给宝宝按规定接种疫苗，非但不会使他自身的免疫力受到破坏，还会帮助孩子的免疫系统逐渐成熟。接种疫苗是一个让孩子的身体于安全前提下尽早与病菌相遇从而产生抗体的过程。等孩子以后再遇到同样的病菌，身体的免疫系统就能够很快地识别并做出防御反应。

## 第二阶段：6个月～3岁

6个月之后，宝宝从妈妈体内获得的抗体逐渐消失，宝宝体内的免疫大军要开始独立面对病菌，我认为这段时间先不要让宝宝的免疫系统马上接触到太多的敌人。

不可能一支军队才刚训练完成，就同时面对八国联军的攻击，所以家长如果把宝宝放到群体生活，例如托婴中心、同时托育给多个孩子的保姆家、托儿所，那宝宝会很辛苦，很容易受到感染。虽然免疫系统会成熟得很快，但过程中可能会产生许多并发症。

### 1.让宝宝延缓群体生活

这一时期，宝宝自身的免疫系统还没有发展成熟，但是3岁是宝宝进入幼儿园的时期，进入幼儿园，自然宝宝接触细菌的机会会增加很多，所以父母最好适当地让宝宝迟点进入幼儿园，让宝宝延缓群体生活。

### 2.均衡合理的饮食

很多宝宝在饮食方面有自己特殊的喜好，也就是偏食，不喜欢带纤维的蔬菜，喜欢吃肉；现在很多宝宝偏好西式快餐和零食，对正餐没兴趣；喜欢的多吃，不喜欢的看都不看。不良饮食习惯会导致营养素摄入不合理，使得体内维生素和微量元素缺乏或不足。父母可以变化饮食花样、寻找替代食物，同时要给孩子建立必要的规矩，通过这样的方法来改变孩子偏食的毛病。

人体免疫系统与人们日常摄入的各类营养素之间存在极为密切的联系，宝宝的营养在一定程度上影响着宝宝的身体状况，在此给爸爸妈妈几点建议。

（1）让宝宝多吃蔬菜水果。

（2）宝宝可以吃得稍微"粗"一些。

（3）针对宝宝不喜欢的一些蔬菜，父母要改变花样，说服宝宝去吃。

（4）适当进行户外锻炼。

孩子不是"温室里的花朵"，不要让宝宝足不出户，接触户外，适当、合理的锻炼有利于宝宝抵抗力的加强，宝宝的身体也会越来越好。免疫力是人体重要的生理功能，运动和免疫之间有着复杂而神秘的关系，父母了解它们的关系，对掌握运动在整个身体的功能与对外环境的适应能力方面有着重要的价值和作用，帮助宝宝运用运动手段来调节机体的免疫状况，增强运动能力，维持身体健康。

适量的锻炼能促进宝宝的内循环和内分泌，使宝宝脏器的各项功能都维持在一个较高的水平，从而可以有效地提高宝宝自身的免疫力。锻炼不够就会使宝宝的各个系统经常处在懈怠的状态，一旦出现病菌等的"入侵"，各项功能就不能被迅速调动起来并投入抵抗病菌的任务中。但宝宝在锻炼时一定要注意适度、持续和循序渐进的原则，避免锻炼间隔太长或强度太大导致不起效果或身体劳累，使免疫力不升反降。

宝宝可以从逐步增多户外活动开始，逐渐增加运动量。父母可以帮助宝宝适当的做一些婴儿体操，帮助宝宝提升免疫力。运动贵在坚持，父母要和宝宝一起努力，坚持运动。

# 免疫力四大支柱，给孩子打造健康"金刚罩"

日常生活中，病菌到处存在，宝宝是躲不过的。作为医生，要提醒爸爸妈妈，在日常生活中，帮助宝宝训练免疫力，不要等到宝宝生病，才临时抱佛脚，想起提高宝宝的免疫力，如果平时能够强化宝宝的免疫大军，等到病菌来袭，宝宝也可以更快、更顺利地打败病菌。

为了协助宝宝提升免疫力，爸爸妈妈必须要清楚地了解免疫力的四大支柱：营养、运动、睡眠和情绪，只有在这四个方面做好，宝宝的抵抗力才会加强，才能更好地抵御病菌的侵袭。

## 支柱一：营养

宝宝如果营养不良，抵抗病原体侵蚀的能力就会更差，也就更容易生病。营养是宝宝成长过程中，父母最为关注的问题之一，但是许多父母对于营养的认识是存在误区的。比如，许多父母就认为吃得饱，宝宝就会营养充足。其实宝宝要营养充足，合理均衡的饮食习惯才是关键。那么宝宝应该如何摄入营养呢？宝宝的营养需要均衡并且适宜，宝宝的营养供给讲求的是充足而均衡。世界上没有任何一种食物含有人体需要的所有营养，所以在饮食方面，多样化就是其中的一个关键。要让宝宝从各种食品中摄取营养物质，避免养成挑食、偏食的不良饮食习惯，多给宝宝吃蔬菜、水果和粗粮，少吃油腻食物，减少饱和脂肪的摄取。

宝宝应该从哪些食物中补充所缺的营养呢？赤橙黄绿青蓝紫等众多的色彩组成了五光十色的世界，也带给宝宝五颜六色的食物，科学搭配食物对提高和增强宝宝的免疫力大有裨益。可是要宝宝身体健康，只单纯摄取某种颜色，如绿色或是红色、黄色的食物都是不够的。因为不同的颜色代表不同的植物营养素，也代表它们能为宝宝的不同组织带来不同的正能量。

### 红色食物——抗氧化先锋

红色食物含有丰富的茄红素、β-胡萝卜素、维生素C等，能够帮助宝宝的身体排出自由基，达到预防感冒、强健身体的效果。例如西红柿、红柿子椒、西瓜、粉红葡萄柚等。

### 黄色、橙色食物——加强免疫力的小卫士

黄色、橙色食物富含α-胡萝卜素、β-胡萝卜素等抗氧化营养素，其中β-胡萝卜素可根据人体需要转化成维生素A，来维持宝宝皮肤、黏膜及免疫功能的健康。α-胡萝卜素虽然无法转化成维生素A，但是抗氧化力比β-胡萝卜素更为卓越，更能有效地强化宝宝的免疫力。例如胡萝卜、玉米、橙子、芒果、蛋黄等。

### 绿色食物——预防氧化的小帮手

现在一年四季都可以见到绿色食物，其颜色越深，色素成分就越丰富。像菠菜、韭菜这样深绿色的蔬菜盛产在冬季，随着气温的降低，这些深绿色蔬菜中的色素成分反而会增多，尤其是能够预防基因损伤的叶绿素，能有效防止细胞因自由基而氧化。而绿色蔬菜中的叶黄素能够保护宝宝的眼睛不受紫外线的伤害，还能够保护宝宝稚嫩的皮肤。例如菠菜、绿菜花、油麦菜、茼蒿、猕猴桃等。

### 褐色食物——抵抗自由基侵害的"强将"

褐色食物含有硒、苯酚等强效抗氧化成分。硒是抵抗自由基侵害的"强将"，维生素E、植酸、苯酚、类黄酮能防止细胞过氧化。在制作精制大米、小麦的过程中会让这些有益的抗氧化成分减少或消失，所以适当增加粗粮的摄入量，能提升宝宝的免疫力。例如全麦面粉、小米、菌类（如香菇）等。

### 紫色食物——构筑免疫力防线

紫色食物含有最有效的抗氧化剂——紫色色素（花青素）。花青素的抗氧化性能比维生素E高出50倍，比维生素C高出20倍，是天然的阳光遮盖物，能够营养宝宝的皮肤，防止紫外线侵害宝宝的皮肤，从而增加宝宝皮肤的免疫力，同时还能保护宝宝的眼睛，增强宝宝的视力。例如紫甘蓝、洋葱、葡萄、李子等。

### 白色食物——免疫系统的保护伞

很多白色食物含有特殊的气味，比如萝卜的辣味；洋葱、大蒜的蒜香味等，这些味道虽然辛辣，却富含对宝宝有益的抗氧化成分，比如异硫氰酸盐、硫化氢、槲皮素、蒜素等，都参与了宝宝免疫系统的构建，且为宝宝强效的免疫力"添砖加瓦"。例如白萝卜、牛奶、鱿鱼等。

### 黑色食物——排毒清道夫

现代研究发现黑色食物中富含提升免疫力的有效成分，如胡萝卜素、海藻酸、黏溶性多糖聚合体等，能帮助宝宝清除体内的自由基，加强肠道的排毒作用，保护皮肤黏膜，提升宝宝防病抗病能力。例如黑豆、黑木耳、海带等。

让宝宝从小养成喜欢均衡饮食的好习惯，帮助宝宝养成良好的生活方式，这对宝宝的身体健康至关重要。均衡的饮食可以强化宝宝的免疫力。

## 支柱二：运动

运动可以帮助加强免疫力，这已成为医学界和家长们的共识，但儿童运动也要讲求方法、方式。规律运动及适度休息才能健全孩子的免疫功能。因此有两个原则要多加注意。

首先，宝宝运动要有规律，要坚持、持之以恒。有规律运动习惯的宝宝，白细胞的动员、吞噬及杀菌能力都会明显增强。如果没有任何规律，当天被强化的细胞会回到没运动前的状态，下回运动又从零开始。因此，运动一定要持之以恒。

其次，不可过度剧烈运动，这样运动对身体不利。对孩子来说，太过剧烈的运动，身体反而会制造一些激素，抑制免疫系统的活动。因此，一些强度不过大的有氧运动，如快走、游泳等，是比较适合孩子的。

进行体育锻炼是增强体质和加强免疫力的重要方面。锻炼要从小开始，越早越好，满月后的宝宝，夏天可以在室外躺一会儿，冬天最好开窗在室内呼吸外面的新鲜空气，衣服不要穿得太多。并且，父母要从小培养孩子适应较冷的环境，当气候发生变化时宝宝就不容易感冒。户外活动不仅可以使宝宝皮肤合成维生素D，从而促进对钙的吸收，而且对宝宝的肌肉、骨骼、呼吸及循环系统的发育以及全身的新陈代谢都有良好的作用。

## 支柱三：睡眠

大自然赋予人类神奇的能力之一，就是人的免疫能力。人们很早就发现，人体的免疫活动晚上要比白天活跃，通常认为这是生物钟对人体免疫系统有调节作用，在各种免疫器官中，如胸腺、脾脏和淋巴等组织器官都呈现出了昼夜变化的规律。对于宝宝来说，睡眠可以帮助宝宝的免疫系统得到更好的发展和完善，父母必须要清楚宝宝在不同阶段的睡眠特点，并且为了让宝宝有更好的睡眠效果而采取一定的措施。

0～1个月的宝宝（一般1天的睡眠时间是20小时）不分白天黑夜，1天中的大半时间都在睡觉。宝宝在刚出生时，一天中大约有80%的时间都在睡觉，每隔2～3小时醒一次，喝完母乳后又会继续睡。

2～4个月的宝宝（一般1天的睡眠时间是14～18小时）从2个月开始，宝宝就不再像之前那样一直在睡觉了，到了3个月，宝宝就开始区别白天和黑夜，所以能在晚上睡较长的觉了。但有些宝宝会出现日夜颠倒的现象，建议妈妈每天带他出门散步，使宝宝更有"白天"的概念。

5～11个月的宝宝（一般1天的睡眠时间约14小时），宝宝的睡眠形成规律，白天睡眠的次数也固定下来了，5个月左右的宝宝已经能清楚区别白天和黑夜了，睡眠也变得有规律。

12～18个月的宝宝（一般1天的睡眠时间是12～13小时），虽然宝宝已经能在晚上21点至早上8点这段时间好好睡觉了，但是有些宝宝到点了却不愿意乖乖入睡。

妈妈应该做到哪几个方面让宝宝有一个良好的睡眠呢？

1.不喂奶也没关系，但是白天要喂。如果宝宝熟睡，可以不给他喂奶。宝宝其实是知道饥饱的，所以还是不要用喂奶来打搅他的睡眠。

2.寝具，被褥宜"硬"不宜软，婴儿床上放过于柔软的被褥非常容易造成宝宝窒息，尤其要避免使用成年人的被褥。

3.宝宝出汗多，可以让吸汗巾来帮忙，汗水一旦遇冷，非常容易使宝宝感冒，而更换衣服容易弄醒宝宝，可以在睡前给宝宝的背后垫一块吸汗巾，汗湿之后轻轻抽走就可以了。

4.控制宝宝午睡的时间，不要过多午睡，以免影响晚上的睡眠。

## 支柱四：情绪

孩子的情绪不好，过度的压力会伤害免疫力。现如今很多家长都觉得"不能让孩子输在起跑线上"，于是对孩子提出更高的要求，也带给孩子更大的压力。长期且过度的压力之所以可怕，主要在于压力会影响中枢神经系统、内分泌系统和免疫系统的相互反应，而使得免疫力失调，这对于孩子的免疫力是有害无利的。

那么，如何帮助孩子有一个良好的情绪？

1.增加户外活动。

2.适当看一些动画片，调节情绪。

3.经常开怀大笑。

4.采取一些按摩的方式，减少压力。

# 宝宝病不停，先别怪罪免疫功能

有的幼儿好像一年到头都在感冒、发热或者是过敏，一个月要看好几次医生，做父母的不免会忧心忡忡地问："我的孩子经常生病，是不是抵抗力太差了？"人体要对抗外来病原体的侵袭，必须靠各种完整的免疫防线。免疫力主要有两种来源，一种是生病后，人体内产生对抗此种病原体的抗体，当此种病原体再侵犯时，抗体就可以联合白细胞将病原体杀死，而免于生病。此种免疫力，有的可以持续很久，如麻疹抗体。有的是暂时的，如感冒抗体。打过预防针后，身体接受刺激也会主动产生免疫力，此种免疫力，一般而言具有终生效力。免疫力的第二种来源是"被动"而来的。例如新生儿（出生一个月内的婴儿）接受母体传给的许多抗体而产生免疫力；又如注射了免疫球蛋白后（即某种疾病的抗体），可能会对某些疾病产生短暂的抵抗作用。人体内的多核白细胞，先天就具有噬菌的本能，淋巴细胞也可以制造出各种抗体，有的抗体在婴儿出生时已具有相当的数量，有些却要到幼儿6岁左右才能达到标准量。新生儿虽然有母亲给予的一些抗体，可免于发生某些疾病，但是，因为新生儿的白细胞功能不好，而且"补体"（存于血清中，能够增加抗体的作用）的数量很少，无法配合抗体作用以阻止病原体的入侵，因此抵抗力极差。一般人以为新生儿有母亲给予的抗体，可以不生病，这其实是不正确的观念。新生儿较少生病是因为被保护得较周密，接触病原体的机会少，一旦被病原体侵袭，不但会生病，而且会病得很严重。到了4～6个月以后，婴儿从母体接受的抗体逐渐消失，自己也开始有能力制造抗体。白细胞也渐趋成熟，不过因为生活接触面逐渐扩大，感染病原体的机会愈来愈多，也就时常生病了。随着年龄的增加，由于疾病的一再刺激，体内抗体增多，抵抗力也慢慢地增强，五六岁以后，生病的次数就会慢慢减少了。

有些幼儿一再地感冒、发热，并不是因为没有抵抗力，而可能是平时接触病原体的机会比别人多。例如在空气中和拥挤的人潮里，充满了病原体，尤其感冒病毒的种类太多了，只要是没碰过的，碰到了就有机会发病。其他如兄弟姊妹多、生活空间（家庭、邻居、学校）狭小也会增加患病的机会。一个简单的例子就是，大人从外面回来，还没洗手就抱小孩，很可能就把沾在手上的病原体传染给孩子。

每个幼儿的体质及所处环境也有差异，有的人生病次数较少，而有的人就较多。但一般而言，"小病不断，大病不犯"，有惊无险地长大后，父母亲就不再有这方面的困扰了。常跑小儿科的大部分是半岁到4岁的幼儿，以后生病的次数就从每年约10次减少到每年一两次，大部分的幼儿都是如此。

真正抵抗力不好的幼儿是指三天两头反复生一些较严重、化脓性感染的幼儿，例如常患中耳炎、肺炎、脓胸、皮肤化脓、严重气管炎，或是常要住院而且发育不良，这些病都是较"毒"的细菌所造成的。如果幼儿仅是常感冒、发热、咳嗽，几天就过去了，这多数是普通的病菌所引起的，而不是免疫缺陷问题。有些幼儿经常咳嗽或流鼻涕，这可能与体质有关，而不是抵抗力不好，宜请医师正确诊断，另作处理。

许多家长以为，让幼儿多吃补品、补药、健康食品或维生素等，可以增加抵抗力。有的医师和家长也以为常为幼儿打"免疫球蛋白"，可以让幼儿不受感冒的侵袭。其实，这些都作用不大，因为维生素与抵抗力无关。抵抗力主要是来自白细胞和抗体，而绝大多数的幼儿都不会有免疫缺陷的问题。只是一旦接触到未碰过的病原体，而体内尚无对抗该病原体的抗体时，自然会感染发病。所以，问题在于接触病原体机会的多少。不过，如果保持良好的营养状况，一旦发病，也会比别人痊愈得快。因此，平常应多注意幼儿的饮食营养，少带幼儿到人多的地方或公共场所；大人、小孩都经常洗手；大人感冒时，避免和幼儿直接面对面接触；新生儿尽量喂母乳，并注意各种餐具的清洁；定期打预防针以及有病及早找医生诊断等，比多穿衣服、多盖棉被、多吃补品和维生素等更为重要。

# 生一次病，抵抗力上一个台阶

从近年的统计数字上看，0~3岁的宝宝每年生病6~12次，每次遇到宝宝生病，爸爸妈妈总是手忙脚乱，担心宝宝的身体状况。其实，宝宝通过这样周而复始的一次次患病，抵抗力会得到一次次的加强，免疫战线会更加的坚固，对抗病菌的能力会更加强大，宝宝的身体也会越来越强壮。一般来说，宝宝生一次病，抵抗力上一个台阶，爸爸妈妈不需要过度担心。但是家长一般认为：宝宝不生病或是少生病，就是抵抗力强。事实并非如此，宝宝的免疫系统是随着逐渐成长而日益成熟的，在成长的过程中，生病是宝宝免疫力提升的一个途径，在生病中，宝宝的免疫大军与病菌相遇，识别病菌之后才可以做出防御反应。

可能很多家长对我的观点很疑惑，表示怀疑，其实道理很简单。我们首先要了解宝宝为什么会生病，其次要了解我们身体的免疫系统，人的免疫力包括两个部分，即先天性免疫和获得性免疫。

## 宝宝为什么会生病

0~6个月的宝宝从妈妈的体内得来的各种抗体可以对外界的各种病菌进行抵抗，能够抵挡住病菌的侵犯，不太容易生病。但是6个月之后的宝宝，从妈妈体内得到的各种抗体逐渐消耗掉了，不能抵御病菌大军的来袭，这时的宝宝就像一个没有任何武器的军人，自身的免疫系统还没有形成和完善，当病菌来袭，宝宝自然就容易生病了。从抵抗力的角度来说，宝宝作为一个新的生命体，当病菌第一次侵犯宝宝身体时，由于宝宝身体内免疫系统不完善，身体里缺乏相应的对抗这种病菌的抗体，病菌不仅得不到消灭，反而会在宝宝的身体里大量的繁殖，破坏宝宝的身体，宝宝就会生病。但是我们也要认识到生病是宝宝必须经历的一个过程，不要认为生病是不好的，在生病过程中，宝宝的免疫大军就会进行抵抗，受到刺激后会形成抵抗病菌的抗体，等到宝宝病好了，抗体也不会消失，会留在体内，当病菌再来入侵时，抗体会进行抵御。宝宝每生一次病，体内的抗体便会增加一次，抵御病菌的能力就会加强，抵抗力就会上一个台阶。

## 先天性免疫

先天性免疫是每一个人与生俱来的，是天生的、自然的免疫力，先天性免疫并不针对某一种病毒或细菌，具有全面保护身体的作用。我简单地举个例子，例如排汗、排尿和排便，其实就是在清除我们身体之中的一些有毒物质，让身体干干净净的，这样才会健康，这就是先天性免疫。而宝宝生病之后，抵抗力上一个台阶，主要是获得性免疫得到了加强和完善。

## 获得性免疫

获得性免疫，又被称为特异性免疫或适应性免疫，从字面上就可以看出是人体后天为了适应某一种病菌而得到的免疫力。生病是大家都不希望发生的事情，可是宝宝生病后才可以获得免疫力，正如我们想获得某一样对我们有利的东西，必须努力并且付出代价，宝宝免疫力的获得就是以生病为代价的。人体的免疫系统只有见过这种病毒或细菌，才会对它进行标记，进而产生抵抗它的能力，就像人和人之间的交往，如果从来都没有见过面，就不可能互相有印象。人体和病菌只有相互接触之后，它们"狭路相逢"，彼此进行交战、进行抵抗，人体的免疫系统才会得到激活，激活之后，免疫系统为了抵御病菌，就会产生新的抗体，增加新的士兵，免疫大军得到了充实，免疫防线更加稳固，等到下一次这种病菌再来侵犯时，免疫系统就会处于斗争状态，把这种病菌打败。宝宝是一个新生的生命体，他们的身体里记录的病菌种类很少，生病之后，免疫系统就会记住导致他们生病的这种病菌，产生抵御这种病菌的抗体，从而下次就可以有力地进行抵抗，宝宝的身体每多记录一次病菌，宝宝的抵抗力就会上一个台阶，免疫军团就会增加一个成员，更好地抵抗危害宝宝身体的病菌，宝宝的身体也会越来越好。

从咿呀学语到口齿伶俐，从蹒跚学步到健步如飞，宝宝的成长是一个循序渐进、逐步变化并且令人惊喜的过程，很多父母可以心安理得地接受孩子各方面能力的慢慢进步，但是总是希望自己的孩子从来不生病或少生病，或是生病之后很快痊愈，家长要明白这是不可能的。其实宝宝免疫系统的成熟是一个逐步发展的过程，免疫系统就像是与致病微生物作战的军队一样，军队需要训练，需要实战演练才会变得更加强大，遇到敌人，与敌人进行战斗，才能得到更加有效的经验，潜能才能被更大地得到激发，才能更强大，宝宝的免疫军团只有与病菌进行战斗，才会越来越强大，抵抗力才会越来越好，宝宝的身体也会更加健康。

## 孩子生病了，别急着用药

我自己是医生，经常遇到这种情况，宝宝刚开始生病，爸爸妈妈就特别着急，让宝宝吃抗生素或是各种药性比较强的药物。这样而言，就是家长没让宝宝自身的免疫防御系统启动，就用一些外力进行强制压制，这样反而不利于宝宝的健康。宝宝虽然脆弱，但不是温室里的花朵，可以经历风雨的历练，所以宝宝生病时，爸爸妈妈必须让宝宝自己去对病菌进行抵抗，不要马上让宝宝吃抗生素或各种药物，只有这样宝宝的抵抗力才会得到加强。很多家长对宝宝生病过度重视，但是宝宝的抵抗力越来越差，就是因为采取一些外在的手段，例如抗生素，没有让孩子的免疫力与病菌进行战斗，宝宝的免疫系统没有得到增强，等到下一次这种病菌来袭时，宝宝还是会生病，就相当于以前的那次病白得了，就得不偿失了，爸爸妈妈一定要注意。

很多爸爸妈妈可能这时会提出一些问题，如果宝宝生病，可以增强宝宝本身的免疫力，那么宝宝生病了，还用去看医生吗？或者看了医生还用吃药吗？或是宝宝出现一些症状，家长应该如何应对，针对家长们的困扰，我简单地提一些我个人的看法。

1.宝宝生病了，要不要去医院，要看孩子的精神状态，并不是看他烧得高不高、咳嗽不咳嗽，因为精神状态是全身的综合表现。只要是孩子吃得好，玩得好，精神状态比较好，就不需要去医院，相反，如果孩子精神状态不好，一定要去医院就诊。

2.宝宝生病早期最好是少用药，让免疫军团与病菌进行战斗，产生抵抗病菌的抗体，让宝宝的抵抗力得到比较好地锻炼和加强。如果宝宝发热，家长不要着急使用退热药，一般体温在38℃左右，宝宝是可以承受的，这个体温能有效地刺激免疫系统积极地发挥作用，有利于抗体的形成，如果家长急于使用退热药，反而不利于宝宝的健康。不过发热到38.5℃以上，为了防止宝宝高热惊厥，就需要使用退热药。其实发热就是免疫军团与病菌进行战斗的过程。

3.宝宝生病期间，切忌随意使用抗生素，抗生素是盲人杀手，它不分好坏，它不管是对身体有益的细菌还是有害的细菌，统统杀死，不加以区分，抗生素不仅仅能杀死病菌，也能杀死宝宝肠道内的正常菌群，造成宝宝肠道内的菌群紊乱，不利于宝宝自身抵抗力的增强，抗生素最直接的影响是导致宝宝身体里的细菌耐药性增高，宝宝体内的有益菌减少，抵抗力下降。作为医生，提醒各位家长，最好不要随意使用抗生素。

宝宝的抵抗力强，并不是不生病，而是生病之后恢复地比较快，免疫军团的战斗力比较强，对付敌人的力量比较强大，宝宝的身体恢复地也比较快。不是说宝宝不生病，宝宝的抵抗力就比较好，看宝宝的抵抗力如何，不是看宝宝一年之内生病的次数多少，而是生病之后，宝宝恢复得快还是慢。两个宝宝都感冒了，一个宝宝两三天就好了，而另一个宝宝五六天才好，说明第一个宝宝的抵抗力比

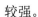 

较强。

　　生病就像生活中的困难和挫折一样，只有经历过困难和挫折，自己才会更加的坚强和勇敢，生病也是如此，宝宝只有生病之后，抵抗力才会更加强大，我们不可能祈求一生都遇不到困难和挫折，只能是在困难和挫折来临时，勇敢地进行抵抗和斗争，要让自己拥有化解困难和挫折的能力。面对宝宝生病也是如此，宝宝不是一张薄纸，一捅就破，父母要给他机会和时间，让他通过遭遇疾病来不断地提高自己的抵抗力，让他自己恢复健康的能力越来越强。父母不要过度担心宝宝生病，反而宝宝生一次病，抵抗力上一个台阶。

# 谁偷走了孩子的免疫力

有许多孩子免疫力低下，比较容易生病、精神不振、疲乏无力并且食欲降低。许多家长都想通过各式各样的方法帮助孩子提高免疫力，但是在帮孩子提高免疫力之前，我们必须要搞清楚的一个问题是：谁偷走了孩子的免疫力，换句话说，什么原因造成了孩子免疫力低下。

一般来说，造成孩子免疫力下降的原因主要如下。

## 小偷1——锻炼不足

生命在于运动，孩子也是如此，孩子不是"温室里的花朵"，一定要经常去户外接受锻炼，并且有规律、坚持才能起到提高免疫力的效果，运动贵在持之以恒。

## 小偷2——饮食不当

没有进行科学合理均衡的饮食，造成宝宝维生素以及微量元素缺乏，例如缺乏钙、铁、锌和维生素A等，导致宝宝营养不良，免疫力下降。

## 小偷3——睡眠不足

其实，晚间的睡眠是身体自身修复的一个过程，身体的免疫器官在晚上要比白天活跃，一个好的睡眠，可以让孩子的免疫大军得到很好的休息和强化。

## 小偷 4——环境不良

现在社会环境问题越来越突出，大气污染、水污染等问题，确实影响了孩子的免疫力。

## 小偷 5——滥用抗生素

现在父母不管小孩病情需不需要，都让小孩使用抗生素，并且多次更换，造成体内菌群失衡，产生耐药性，打乱了人体自身的免疫系统。

# 测一测你的宝宝免疫力Q值达标吗？

爸爸妈妈都希望自己的宝宝有健康的体魄和强大的免疫系统，那么爸爸妈妈在平时的生活中有对自家的宝宝进行免疫力测试吗？对宝宝的免疫力进行测试，才知道宝宝的免疫力究竟怎么样？宝宝的免疫力Q值是否达标？

## 宝宝免疫力低的3个信号

1.容易感冒、咳嗽，并且出汗。

2.食欲不振，容易腹泻，并且体力虚弱。

3.体弱多病，会偶尔伴随尿床现象。

如果宝宝出现了这些症状，可能宝宝的免疫力出了一些问题，父母应该重视，不妨给宝宝做一个免疫力小测试，测一测你的宝宝免疫力Q值达标吗？

## 宝宝免疫力简便小测试

宝宝的免疫力测试一共10项，将每项得分相加后得总分，每项标准如下。

1.感冒或咳嗽（尤其是气候发生变化时）

（1）一年不发生　10分

（2）一年1～2次　5分

（3）一年2次以上　2.5分

2.宝宝的饮食有没有做到合理均匀的搭配？

（1）有　10分

（2）没有　2.5分

3.宝宝会腹泻、腹痛或胃肠炎吗？

（1）一年不发生　10分

（2）一年1～2次　5分

（3）一年2次以上　2.5分

4.宝宝会发生咽炎、扁桃体炎、肺炎或不明原因低热吗？

（1）一年不发生　10分

（2）一年1～2次　5分

（3）一年2次以上　2.5分

5.宝宝是否容易出虚汗

（1）否　10分

（2）是　2.5分

6.宝宝是否容易皮肤感染或过敏（湿疹、疱疹、痤疮、食物或药物过敏等）

（1）否　10分

（2）是　2.5分

7.孩子是否过胖或消瘦

（1）否　10分

（2）是　2.5分

8.宝宝是否母乳喂养或早产儿

（1）母乳喂养并不是早产儿　10分

（2）短期母乳喂养　5分

（3）非母乳喂养或是早产儿　2.5分

9.宝宝是否使用过抗生素等药物

（1）一年不使用　10分

（2）一年1～2次　5分

（3）一年2次以上　2.5分

10.宝宝的疫苗接种情况

（1）全部免疫接种　10分

（2）部分免疫接种　2.5分

## 结果查看

总分评估提示宝宝的免疫力分4级。

一级：90～100分，宝宝的免疫力较强，是一个健康的宝宝，父母不需要过多担心。

二级：80～89分，宝宝的免疫力一般，父母要重视起来，在平常的生活中提早采取预防措施，并且注重营养、运动等帮助宝宝提高免疫力。

三级：60～79分，这时宝宝的免疫力较弱，父母要足够重视，最好可以请教专业的医生，来帮助宝宝提高自身的免疫力。

四级：低于60分，宝宝的免疫力极差，低于儿童基本免疫防线，有一定危险，这种情况必须去咨询专业的医生，对宝贝提供专业合理的意见提高免疫力。

宝宝的免疫系统尚未发育成熟，更加容易遭受病菌的侵害，抗病力较差，常患感冒、腹泻、扁桃体炎和肺炎等病症。并且，孩子正处在生长发育的高峰期，如果经常生病，一方面要频繁地打针吃药，饱受疾病折磨的痛苦，另一方面还要受到抗生素等药物不良反应的危害，甚至导致身体和智力发育不良，严重影响孩子的健康成长和免疫系统的成熟完善。所以从这个角度讲，给免疫力打分并采取相应的预防措施，对孩子的身体健康状况有着至关重要的影响。

　　测试宝宝的免疫力Q值是否达标有着重要的意义和作用，帮助爸爸妈妈及早了解宝宝的身体免疫状况，及早采取应对措施，使宝宝的免疫军团及早得到训练和强化，让宝宝更加健康地成长。

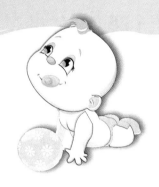

# 第二章
## 掌握孩子免疫力的关键

孩子是父母的希望，从怀胎十月到咿呀学语到长大成人，父母几乎将全部的心血和精力都投入到孩子的身上，孩子的身体状况、免疫力是父母关注的焦点，但是这个并不是解答数学题，只要一步一步认真的计算，总能算出正确答案。人体免疫系统复杂而神秘，并且不同的个体，总会存在大大小小的差别，父母要学会针对自己孩子的具体问题，掌握提高孩子免疫力的几个关键点，让孩子的免疫"长城"更加坚固。

# 第1课：吃对，吃好，吃出黄金免疫力

生命的持续和健康，依赖于饮食的供养。饮食恰当，人体正气充足，抵抗力就会强。俗话说"病从口入"，反之，健康的身体和黄金免疫力也可以吃出来，关键是要让宝宝吃对、吃好。

## 母乳喂养——人生的第一次免疫

对于宝宝来说，宝宝的第一餐就是母乳。母乳是婴儿最理想的天然食品。尤其是初乳，其中含有大量的免疫物质，这也成为婴儿获得的口服免疫物质，可以有效提高和增强宝宝的免疫功能，从而减少病菌对气管黏膜、肠管黏膜的侵犯，形成一道黏膜免疫系统。

### 母乳喂养好处多

母乳中到底含有哪些物质可以增强宝宝的抵抗力呢？其实母乳中含多种物质可用来强化免疫功能。

#### 1.抗体

母乳中含有被称为免疫球蛋白的抗体。母亲通过摄入、吸入或其他方式与病原体接触时，体内产生抗体。母亲所产生的每种抗体对抗原都有特异性，这就是说，这种抗体只与它所针对的那种抗原结合，而不会浪费时间攻击无关的物质。因为母亲只针对她所处环境中的病原体产生抗体，所以宝宝在出生后最初的几周内，从母亲获得所需的保护作用，能够抵抗这个阶段宝宝最可能遭遇的感染性病原体。

抗体的特殊性还表现在，抗体不攻击肠道中对健康有益的细菌。

### 2. 有益的物质

母乳中还含有低聚糖，这些低聚糖对增强婴儿的免疫力有重要作用。低聚糖是母乳中的重要成分，其含量与蛋白质的含量相当。

人乳低聚糖是一种益生元——不易消化的碳水化合物，有助于大肠中有益菌的生长，是宝宝肠道中大量有益菌的食物，这些低聚糖有助于有益菌的繁殖，使其数量增多，直至使消化道中的条件得到改善。

肠道中的有益菌对健康有利，一是因为这些有益菌有助于形成强大的肠道屏障，强大的肠道屏障能阻止有害细菌和过敏原进入血流；二是因为这些有益菌可以阻止有害细菌的生长，防止有害细菌黏附在肠道细胞壁上。有益菌有助于巩固肠道相关的免疫系统。

### 3. 细胞防御

母乳中有防御作用的免疫细胞由白细胞组成，白细胞通过直接作用或者激活其他防御机制而发挥抗感染作用。

另外，母乳中还有能帮助宝宝免疫系统成熟的因子，这些因子的作用使新生儿黏膜层的渗漏处闭合，使病原菌和其他可能有害的物质难以侵入肠道。

## 断奶需在 1 岁以后

断奶期的宝宝为何容易免疫力低下？

这是因为母乳中有大量的抗体能够增加宝宝的抗病能力，断奶后，宝宝不仅得不到大量的抗体，如果方式方法不恰当，还会引起宝宝拒食和情绪不良，导致机体免疫力进一步下降。母乳里有一些妈妈分泌的免疫因子，突然断奶，会造成细菌或病毒的趁虚而入。断奶若在夏季，由于天气炎热，此时宝宝容易腹泻、感冒、中暑。冬季则是呼吸道传染病发生和流行的高峰期，极易使宝宝发生伤风感冒、急性咽喉炎，甚至肺炎等。宝宝生病后，食欲更加受到影响，如此反复造成恶性循环，严重影响生长发育。

宝宝断奶最好在1岁左右，这是因为随着宝宝的生长，食量逐渐增大，胃肠道内的消化酶也逐渐增多，消化能力越来越强，对食物和营养也有了新的要求。此外，如果吃母乳过久，宝宝可能会因依恋母乳而不愿吃其他食物，这势必造成营养不良，影响宝宝的生长发育。

# 打造黄金免疫力，补充适当营养

宝宝总是在不经意间成长，而随着宝宝一天一天的长大，宝宝的饮食不仅包括母乳，更多的应该是自然界的各种食物，那么爸爸妈妈应该怎么做才能让宝宝吃对、吃好，从而达到养成宝宝黄金免疫力的效果呢？

首先，作为父母要了解的是到底食物中的哪些营养成分对提高宝宝的免疫力起作用。

"人以水谷为本，故人绝水谷则死"，这句话说明中国传统医学十分重视饮食，认为人必须摄入五谷杂粮来获得自身所需要的各种营养。现代医学研究证明，蛋白质、脂肪、维生素和微量元素等对人体免疫力的承建有着关键的作用，尤其是人体不可缺少的有益免疫力的六大营养素，更应该为孩子们精心添加。如下表所示。

| 重要营养素 | | 功能说明 | 主要来源 |
|---|---|---|---|
| 维生素 | A | 保护呼吸道黏膜细胞，减少细菌与病毒入侵 | 蛋黄、西红柿、牛奶、胡萝卜、深绿色蔬菜、鱼肝油 |
| | C | 强化免疫细胞及免疫因子，如T细胞、干扰素的作用，促进人体免疫功能 | 橙子、橘子、柚子、猕猴桃、青椒、菜花 |
| | E | 防止细胞被氧化破坏 | 鸡肉、大豆油、葵花油、芝麻油、小麦胚芽、牛奶 |
| 优质蛋白质 | | 构成白细胞和抗体的主要成分，严重缺乏蛋白质会让免疫细胞的数量减少 | 植物性，豆腐等豆类、坚果类；动物性，深海鱼如鲭鱼、鲑鱼、鲔鱼等，瘦肉、低脂奶类、鸡蛋 |

续表

| 重要营养素 | | 功能说明 | 主要来源 |
|---|---|---|---|
| 微量元素 | 铁 | 补血，协助产生抗体 | 鱼、蛋、牛肉、鸡肉、猪肉、海带、芝麻、杏仁、南瓜子 |
| | 锌 | 参与蛋白质、胶原的形成，促进免疫系统正常运作 | 牡蛎、蛤蜊、海鲜、蛋黄、菇类、南瓜子、葵瓜子 |
| | 硒 | 清除体内自由基，避免细胞被氧化破坏 | 大蒜、洋葱、菜花 |
| β-胡萝卜素抗氧化物 | | 氧化就是破坏，使得身体的免疫系统出现漏洞，减少氧化破坏，就能维护防御体系的完整 | 胡萝卜、甜椒、南瓜、红薯、黄花菜、西红柿、芒果、西瓜、柿子、木瓜、哈密瓜 |
| 益生菌 | | 刺激肠道内的免疫细胞，乳酸菌会增强免疫细胞的活动力 | 优酪乳、酸奶等 |
| 水分 | | 保持鼻腔与气管黏膜的湿润，黏膜是抵抗病菌的重要防线 | 白开水和新鲜果汁 |

根据图表，我们能够清楚明白地知道每一种营养素对于提高宝宝免疫力的重要性，在给孩子配餐时，可以更多地增加富含这六大营养素的食物，从而可以更有效地增强孩子的免疫力。

# 均衡合理的营养是提高孩子免疫力的基础

爸爸妈妈了解清楚营养素对免疫力的作用，以及所含营养素的代表食物后，最重要的一点是父母要给孩子提供全面而均衡合理的膳食，这是提高孩子免疫力的基础，爸爸妈妈要做到以下2点，就可以给孩子提供均衡合理的营养。

## 1. 多样化摄取食物

日常生活中，不可能有一种或几种食物可以包含人体所需的各种营养，由于不同种类的食物含有不同的营养素，因而应该鼓励孩子吃各种不同种类的食物，只有在食物多样化的基础上才能保证营养全面而均衡。

多样化的摄取食物，主要是指孩子不能挑食，蔬菜、水果、肉类、海鲜类等都要吃到，不能因为孩子只喜欢吃肉，爸爸妈妈就一味地让孩子吃肉，认为肉是高蛋白，对身体好，其实不是这样，每一种食物都不可能为我们的身体提供全面的营养，特别是孩子处于生长发育的关键时刻，父母必须让孩子多样化摄取营养。

### 2.多喝水、多吃青菜和水果

对于0～3岁的孩子来说，摄取足够的水分、维生素、微量元素非常重要，而食用蔬菜和水果是孩子获取维生素和微量元素的好办法，尤其是蔬菜和水果中所含的植物营养素（又称植化素），可以在人体遭受病菌的攻击时，增加白细胞，形成干扰素及抗体，借此破坏外来病菌，抵御病菌的侵袭。胡萝卜、橘子、草莓、青菜等富含维生素C及胡萝卜素，可以有效地帮助孩子提升免疫力，学龄前儿童应适当多吃这些食物。

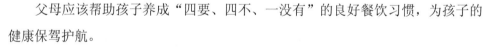

## "四要、四不、一没有"，为孩子建立良好的餐饮习惯

父母应该帮助孩子养成"四要、四不、一没有"的良好餐饮习惯，为孩子的健康保驾护航。

西方有则谚语："You are what you eat."其意思是人如其食，也就是说通过一个人的饮食可以反映出一个人的性格与生活环境。因此父母帮助孩子建立喜爱自然食物味道的味蕾、养成良好的用餐习惯，便是守护孩子健康的最佳护身符。

### 四要

"四要"主要是指以下四点。

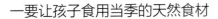

一要让孩子食用当季的天然食材

什么东西都没有自然的好，让孩子食用当季的天然食材，好处多多。主要包括以下好处。

**1. 当季食材更加味美价廉**：在孩子最初接触食物时，应该让孩子体验到自然食材的原生味道，让孩子的味蕾记住天然的味道，可以有助于建立孩子对食物的喜好与口味。

**2. 当季的天然食材比较安全**：随着社会的发展，现代饮食有太多的陷阱，例如化学肥料、环境污染、农药、生长激素、人造香料、瘦肉精、黑心食品、人工添加物等，而父母选用看得到食物原状的天然食材是第一道健康守备。其次可以选择当地、小型、加工度少的食材，这样会优于进口、大型、加工度多的食材，不一定进口的就是最好的。

**3. 更能体验蔬果味道**：选用当季新鲜的食材，不要选用农药与化肥养大的蔬果，就是要选用"有机"的蔬菜水果，这样可以带给孩子不同的自然香甜味。宝宝认识食物的初期印象会影响未来的饮食喜好，根据季节为孩子介绍食物，有助于建立孩子对该食材美好的印象，并且吃当季的食材对孩子的身体也是极好的。例如，春、夏两季的洋葱辣味较淡，冬、春两季的西红柿酸少甜多，四五月的菠萝酸味较淡、甜味较浓，冬季的白萝卜不会带有呛辣味等，这样可以提高孩子对食物的接受度，孩子对不同食物有美好的初体验，可以间接建立均衡良好的饮食习惯。

现在，生活在大城市的宝宝更易出现维生素和微量元素缺乏，因为宝宝吃的新鲜的水果蔬菜较少，水果蔬菜经储存、包装和运送，其中的维生素和微量元素有所损失，但是，如果孩子吃当季的新鲜食物，维生素和微量元素损失就会比较少，有利于营养均衡。

二要让孩子定时、定点用餐

孩子定时、定点用餐好处多多，定时、定点用餐是建立孩子规律的饮食习惯的一个必要条件，不仅可以让孩子愿意接受餐桌上的食物，而且也改变了一些孩子边吃边玩的不良用餐习惯，也提升孩子心中的安全感，并且定时定点可以让孩子的消化系统更具有规律性。

### 定时

●三餐要定时开饭，1岁左右的孩子，父母就要开始培养，开饭时间最好和父母的一样，宝宝大约一岁半会自己吃饭后，比较容易跟上大人用餐的时间。

●不要长时间地让宝宝吃饭，控制用餐时间，一餐以40分钟为限，久了不仅宝宝容易疲倦，父母也会疲倦，两方心力俱乏的结果可能造成恶性循环，让宝宝对用餐的兴致大减，这样可能长时间下来会影响宝宝的身体。

●孩子在三餐中间要加辅食，这个时间也要固定，每日可固定安排一两次的辅食时间，父母可以参考附近幼儿园的课程时间表，让孩子未来上幼儿园在用餐作息的部分能无缝接轨，一举两得。

### 定点

●父母在家中餐桌选定好一处作为宝宝的用餐专属座位，这个位置最好是不受环境干扰、不影响上菜，并且离热汤比较远，但是又能看见家人活动。在宝宝用餐时，一定要使用有安全带的高脚椅或婴儿餐椅，一方面让宝宝习惯并且知道，只要坐到这个位置便是要吃饭了；另一方面可以让宝宝有安全感，保障宝宝的安全，避免意外的发生。

●父母要选择适合的宝宝专属餐具，不管是叉子、汤匙、碗盘或杯子等，尽量选择无毒的材质，例如无塑化剂、无双酚A等，在尺寸上也应适合宝宝，不能太大也不能太小，比方说刚开始因为宝宝的嘴小，在最初尝试辅食阶段，应该选择一支小汤匙，但等到了宝宝一岁、一岁半，当初那支小汤匙可能又太小了，所以随着宝宝的成长而选用适当大小的餐具是有必要的，父母一定要注意这一点，好的工具会增加宝宝用餐的兴趣。

### 三要引导孩子化"被动为主动"

可能很多父母不理解什么叫"化被动为主动"，其实就是让孩子接近自然，了解蔬菜水果。父母引导孩子化被动为主动，是提高孩子饮食兴趣的秘诀，有下列几种做法。

**1. 带孩子去买菜**　现在生活在城市中的小公主、小王子都分不清很多食物。英国名厨Jamie Oliver很关心孩子在学校的餐点与饮食教育，他在走访校园的经验里发现，很多孩子居然不认识土豆与胡萝卜！爸爸妈妈带着孩子上街采买，不仅能增加孩子的识物能力，并且也能在这个过程中传递一些生活经验，增进孩子的生活能力、金钱概念，并且也可以提高孩子对于食物的热爱。

**2. 体验食物种植过程**　这个活动可能周六、周日才可以进行，父母可以带孩子去邻近的有机菜园、果园，体验农忙生活，或者在自家阳台种一块田，请孩子帮忙浇水、抓虫，这样的过程让孩子更为认识生物的生命周期、食物链，还兼可亲眼观察自然科学里的植物昆虫，给孩子一个亲近自然的机会。

**3. 引导孩子参与备餐**　在安全的前提下，引导孩子参与备餐，备餐是指让孩子进行洗菜、端碗等活动，很多家庭会将厨房视为孩子的禁地，但其实厨房的工作有工序，在动刀开火之前的工作相对没有危险性，选择适龄的工作让孩子参与食物处理过程，不但能让孩子对餐盘上的食物更有兴趣，也可以在潜移默化中提高孩子对家事参与度、获得认同感与成就感、习得家事的诀窍，以及更理解在厨房里什么样的动作是安全的、什么样的动作是危险的，这是预防孩子意外的一种积极教育方式。

**4. 鼓励宝宝自己用餐**　父母一定要鼓励宝宝自己用餐，父母不要过多地喂宝宝，让宝宝自己享有用餐主导权。宝宝自己用餐，也是让孩子将进食行为化被动为主动的方法之一。每一餐可以准备一些宝宝容易抓取的手指食物，让宝宝在照顾者喂食之余也能享有自己主动进食的乐趣，手指食物同时能让宝宝增进手眼协调，选择软质固体食物，让宝宝在安全的前提下练习操作舌部、口部的肌肉，不仅能使咀嚼能力获得提升，脸部肌肉的进步也能增进语言表达的能力，一举数得。不要觉得让宝宝用手吃会不干净，如果父母担心这个问题，可以提前将宝宝的手洗干净，这样会增加宝宝进食的乐趣，宝宝会越来越喜欢吃饭。

**四要利用孩子善于模仿的天性**

中国有句古话"言传不如身教"，这句经典印证在不会讲话的宝宝阶段尤其如此。孩子有模仿能力，父母说一些特别的话，宝宝就会跟着学，宝宝的模仿能力是他学习的快捷方式，一家人同时同桌用餐，让孩子看着父母吃饭的样子，自然能从中观察并学会咀嚼吞咽、使用餐具，倘若有年纪稍长的兄姊更好，或者常与邻近熟识、家有同龄孩子的亲友聚餐，善用同侪的力量，让孩子自然学习用餐的动作、规矩与礼仪。利用孩子善于模仿的天性，引导孩子良好的用餐习惯，绝对会比家长嘴上讲得口沫横飞来得有效，父母一定要做孩子的好榜样！

## 四不

"四不"主要指以下四点。

**一不：父母不要强迫喂食**

许多父母为孩子的饮食大伤脑筋，为宝宝少吃或不吃辅食而苦恼，这时父母一定不能强迫孩子吃东西，其实要解决这个问题，父母就要坚持一个原则：由父母决定吃什么、何时吃、如何吃，由孩子决定要不要吃、吃多少，相信孩子可以自己调节身体所需的食物。

"孩子决定要不要吃、吃多少"便意味"不强迫喂食"。如果宝宝吃饭时，一旁有个人不断催促自己"快把餐桌上的东西吃光吧！"这样反而起不到效果，但是大人却常用类似的态度在对待宝宝，给予过多的食量，强迫孩子吃完，一餐饭喂上1～2小时，让孩子吃得意兴阑珊，还不停催促宝宝或追逐宝宝"把饭吃光才是乖宝宝"。长期下来，宝宝用餐的胃口自然会减弱。

父母应该为孩子多准备几样菜，并且应该色香味俱全，把菜色分开摆盘，就像大人吃饭配菜那样，并且把孩子最爱的食物当作饭后甜点，让孩子选择他要吃哪些菜、要把哪些菜吃完，最后吃完饭后甜点，这样的方式不但能让宝宝一岁后自然衔接上大人的用餐习惯，还能养成正面的饮食态度。

## 二不：不要零食与重口味

除了辅食之外，尽量避免让孩子吃零食，以免影响正餐食量，进而影响营养的摄取。食物的烹调也尽量清淡为宜，吃重口味对健康弊多于利，宝宝对味觉的感官比成人来得敏感，不适合以成人的味觉判断宝宝的喜好。孩子吃了重口味的食物后，身体会将血液调到宝宝的消化系统，从而帮助食物消化吸收。但是这样会引起免疫力"卫兵"因血液比较少，处于不活跃的状态，一旦有病菌侵入，免疫防御系统脆弱，便给了病原体可乘之机，孩子就会生病。

可能妈妈会很疑惑，觉得太清淡了，孩子会不喜欢吃，其实只要妈妈注意提高自己的烹饪技术，色、香、味俱全，孩子也可以吃得很香。况且宝宝之后的人生长久，只怕不吃清淡蔬食，不怕不吃酸甜辣咸。养重口味，实不必急于一时。

## 三不：不在孩子面前批评食物

父母是孩子最好的老师，孩子的好多习惯就是根据父母而来的，"哎呀！我最不爱吃胡萝卜了！"妈妈是否常在孩子面前说这些话呢？别忘了孩子最初的饮食经验来自于模仿，而父母是最直接的模仿对象。尽量在餐桌上说食物的好话，避免说食物的坏话，如果真的就是很不爱吃某样食材的话，建议一开始就不要在餐桌上出现这道菜，或者默默地收走它。在孩子面前，不要轻易地批评食物。

对食物的批评容易养成孩子偏食的习惯，倘若孩子对某样食材没有兴趣，可以先暂停一阵子，换个烹调方式再试试看，避免轻易下结论，也避免逢人便说：我的孩子不爱吃某某食物。这句话说久、孩子听久，也会成真，自然就容易养成偏食、挑食的不良习惯。

## 四不：不要让孩子太饿，要准时开饭

宝宝一岁之前，辅食通常介于两餐奶之间，有一种说法建议在喝奶前吃辅食，因为宝宝比较饿，所以辅食能吃得比较多，另一种说法建议在喝奶后吃辅食，因为宝宝没那么饿，所以比较愿意吃辅食。

在宝宝最初尝试辅食的时候，倘若在喝奶前喂辅食，最好能预估30分钟左右的时间，避免在原本的喝奶时间喂辅食，因为宝宝最初吃辅食，是在练习喝奶之外的进食方式，对舌头搅动泥状或半固体食物的动作仍不熟悉，如果在宝宝太饿的时候进行，挑战难度的确是稍大一些。

另外，如果刚好因为家长应酬，需要带宝宝到外面用餐，建议可以先在家里喂一些奶或辅食，并用食物保温罐盛一点辅食外出，让宝宝在餐厅的时候没那么饿，情绪便会比较稳定，也比较愿意坐得住。

宝宝看着同桌一行人都在吃饭，通常会想跟着一起吃东西，这时事先准备的辅食便能派上用场。

## 一没有

"一没有"指的是宝宝吃饭时，没有电视与玩具。

正确良好的餐饮习惯，包括很多东西，狼吞虎咽是一餐，细嚼慢咽是一餐；食不知味是一餐，细细品尝是一餐。吃饭不仅是生活的一部分、是文化的一部分，也是健康的一部分。

用电视与玩具诱使孩子，让孩子吃饭，孩子就会觉得吃饭不是很重要，当孩子能决定自己吃饭时间之后，他便容易忽视吃饭。吃饭配电视、配玩具的习惯一旦养成，因为注意力的转移，常会造成孩子饮食过度、影响健康，或者吃饭太少，一心专注于电视和玩具。

## 远离可能破坏免疫力的 N 大风险食物

现在市场上的有毒食品防不胜防，为了防止吃下一肚子毒素或有害健康的食物，保护自己和孩子的健康，建议爸爸妈妈花几分钟的时间，好好认清我们最常吃到的高风险食物，并学习如何破解它们的危害。

| 风险食物 | 危害 | 健康对策 |
|---|---|---|
| 食品添加剂（如色素） | 防腐剂：可引起过敏、食欲不振、发育迟缓，严重者可致肝、肾功能受损或致癌<br>甲醛：可引起头痛、晕眩、呼吸困难及呕吐等症状，是致癌物质<br>色素：可致过敏、焦虑不安，以及可能造成孩子过动、学习障碍 | ①合理怀疑<br>②注意看食品标示：主要看成分，若成分多且看不懂，则存在危险性<br>③观察法：太鲜艳、太白、颜色不自然等，此类食物要多注意，比如香肠，颜色愈红，则表示亚硝酸盐用量愈多 |
| 含"速释型"糖类的食物 | 会使血糖急速上升<br>用不到的糖分就累积在肌肉、肝脏，造成肥胖、脂肪肝<br>用于减肥的代糖阿斯巴甜，可能导致脑癌、精神恍惚，甚至不利于减肥 | ①舍弃含糖饮料<br>②小心入口即甜的食物<br>③以新鲜水果代替甜点 |
| 高油脂食物 | 易造成肥胖，引起诸多慢性疾病，比如糖尿病、高血脂，增加心血管疾病风险，影响生殖能力。尤其反式脂肪是植物油经过人工氢化而成，过量摄取可致孩子长大智商比较低 | ①减油<br>②选好油，避坏油<br>③小心隐藏起来的油 |
| 高盐分食物 | 会增加脑卒中、心血管疾病，甚至胃癌的风险 | ①吃新鲜食物，少吃加工食品<br>②利用天然蔬果提味，比如葱、姜、蒜、香菜、苹果、菠萝、西红柿、洋葱、海带等都是可用来提味的天然食材<br>③小心喝汤，过咸或过鲜甜的汤，容易不知不觉地喝进去太多的盐分、味精或其他调味料，也不要吃太多淋在饭菜上的酱料 |
| 易致癌食物 | 此类食物容易致癌，比如亚硝酸盐易致白血病，黄曲霉毒素易致肝癌 | ①多吃蔬果防癌<br>②做好食物保存<br>③减少高温调理食物 |
| 农药残留食物 | 可能引起许多疾病，甚至癌症，还容易让孩子出现学习迟缓，甚至有过动倾向 | ①当季盛产的蔬果<br>②去皮<br>③水洗<br>④适度的烹煮 |

　　温馨提示：能够在血液里慢慢地释放出葡萄糖燃料的"缓释型"糖类才是糖类冠军。"缓释型"糖类的代表是蔬菜、豆类、全谷物。水果中的糖类主要是果糖。果糖转变成葡萄糖所需花费的时间也比白糖和精致过的淀粉来得长，也属于"缓释型"糖类。经过高度加工，精致的白糖、糖浆等称为"速释型"糖类。

# 第2课：抗过敏，需要内外调养兼具

春天是一个多姿多彩的美好季节，青青的草地、美丽的鲜花、轻柔的春风、和煦的阳光，许多人带着孩子走出家门，或登山，或郊游，与家人朋友一起享受大自然。但是这个季节，是过敏性疾病蠢蠢欲动的季节，许多孩子一出门就会产生过敏反应。春天空气中的花粉较多，各类过敏性疾病也进入了高发期，特别是宝宝，自身的免疫系统还没有成熟，更加容易过敏，宝宝可能会全身瘙痒，或是出现过敏性哮喘。父母首先必须明白，过敏的原因、过敏是怎么一回事？其次，才可以根据宝宝的具体情况，内外兼修防止过敏。

## 过敏是怎么一回事

我们所说的过敏是一种普遍的免疫系统疾病，一般人体内都有一套生理性的保护性免疫反应系统和机制，即当外来物质（又称抗原），如某些致病微生物侵入人体时，人体通过淋巴细胞可产生免疫球蛋白，将抗原中和或消化掉。过敏一般表现为瘙痒、红斑、风团、水肿等反应，这就会伤害到人体的一些正常细胞组织和器官，会越来越严重，从而引发局部或全身性变态反应。过敏可能发生在任何年龄、任何时间，由于孩子的免疫系统并没有完全成熟，免疫力比大人要差，更加可能发生过敏反应。

## 寻找发生过敏的原因

**发生过敏反应的原因主要如下。**

1.天生体质：许多宝宝一出生就是过敏体质，很容易发生过敏现象，过敏体质的孩子若在体质下降、精神紧张或暴饮暴食等情况下接触了过敏原，就非常容易过敏，如果宝宝是这种体质，最好去医院进行过敏原测试，并尽可能防止宝宝接触这些过敏原。

2.家族遗传：过敏与遗传有着密切关系，例如，有的父母一吃海鲜就过敏，一般来说孩子也常会对海鲜过敏。

3.家庭管理：过敏和孩子的教养有些相似，一般被过度保护的孩子，会变成问题儿；被恣意放纵的孩子，也会变成问题儿。同样的，过度无菌式的婴幼儿照护，会让孩子变过敏儿；但放任孩子大量接触尘螨和真菌，结果可能还是变成过敏儿。所以，父母对孩子的管理和照护是不是到位也是孩子是否会过敏的一个关键因素。

4.气候变迁：气候发生变化，比方说从冬天进入春天，万物复苏，气温回升，一天的温差变化较大，同时某些花粉、尘螨和真菌开始出现，对于气候变化敏感的孩子，会出现过敏症状。

5.环境因素：环境因素是一个比较大的原因，环境是我们生存所依赖的物质基础，包括水、大气、土地等，现在环境污染严重，也加剧了因环境因素而导致的过敏症状。如果孩子经常随着父母迁徙，有的孩子每次到了新的地方，也会发生过敏反应。

也可能会因为一些环境或别的原因而引起过敏，父母在日常生活中细心一些，多注意观察，了解孩子的过敏原，就可以帮助孩子远离过敏的困扰。

## 不可不知的三种过敏物质

**有三种物质和过敏疾病有关，请大家一定要记住，分别如下。**

### 1.过敏原

过敏原指的是当你接触到这些物质的时候，如果身体对这个东西排斥、不喜欢，并且选择过敏的方式把它赶走，那么很快就会产生过敏的症状。赶走讨厌的过敏原有很多种方式，比如说打喷嚏（过敏性鼻炎）、咳嗽（气喘）、血便（肠胃过敏）、出疹子（过敏性湿疹、荨麻疹、水肿）等，而且即便把过敏原移除了，身体还会继续生气、抗议，症状可以持续好几天不消失。这些过敏原大部分是蛋白质，所以我们可以利用抽血的方式，或者皮肤测试的方式，了解孩子的过敏原，以后尽量不要让孩子接触这些物质。

### 2.内在诱导物

内在诱导物与过敏原不同，它们引起过敏的段数更高，是从基因的层面下手破坏。比如说，当一个孩子吸入二手烟，香烟里面的有毒物质会直接进入血液，进而打开过敏基因的开关，让身体的过敏机器因此轰隆轰隆的启动。除了香烟之外，内在诱导物还包括塑化剂、零食和饮料里面的色素、食品添加剂、快餐里的反式脂肪，以及各种空气污染物质。这些内在诱导物的影响力，比过敏原还早开始，而且造成的伤害更长久，比过敏原还可怕，也更难缠！

### 3.外来刺激物

外来刺激物，指的是像干冷空气、冰水、热水澡、震动和抓痕等。大家都知道气喘的孩子最怕吸入干冷的空气，一吸入可能就会发作；而皮肤过敏的人，用指甲轻轻刮一下皮肤，会产生一条明显的荨麻疹凸起，这些都是外来刺激物引起过敏发作的例子。然而外来刺激物（干、冷、刮）并不会造成永久的伤害，更不可能殃及后代，所以当过敏体质被控制住之后，这些干、冷、刮等刺激是可以不再造成症状发作的。

## 宝宝是否过敏的识别要点

过敏并不是免疫力低下，而是免疫力异常，关于过敏，有几个方面是需要我们注意的。

1.过敏，就是人体对一些天然无害的物质出现过度反应，例如，空气、水源或食物等，这就是过敏。

2.过敏是一种瀑布式反应，如果对一种食物过敏，第一次吃会出现过敏反应，以后只要接触这种食物就会出现过敏反应，而且会越来越严重。

3.如果孩子吃海鲜，有时过敏，有时又没有任何反应，那应该是海鲜自身的问题，不够干净和安全。

4.过敏有两个阶段：致敏——过敏，过敏原是天然无害的物质，当过敏原进入身体之后，会刺激宝宝的免疫系统，做出过度反应。

5.孩子被蚊子叮咬之后，出现红肿，并不是过敏反应，因为蚊子叮咬后，释放的并不是天然的无毒的物质。

# 内外兼修，扭转过敏基因

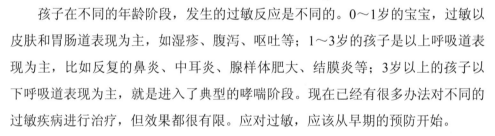

孩子在不同的年龄阶段，发生的过敏反应是不同的。0～1岁的宝宝，过敏以皮肤和胃肠道表现为主，如湿疹、腹泻、呕吐等；1～3岁的孩子是以上呼吸道表现为主，比如反复的鼻炎、中耳炎、腺样体肥大、结膜炎等；3岁以上的孩子以下呼吸道表现为主，就是进入了典型的哮喘阶段。现在已经有很多办法对不同的过敏疾病进行治疗，但效果都很有限。应对过敏，应该从早期的预防开始。

过敏，很多人都对它束手无策。其实，针对过敏，我们要内外兼修应对过敏，主要的措施有以下几个方面。

## 一、预防宝宝食物过敏

防过敏从食物开始，0～1岁的宝宝，过敏是以皮肤和胃肠道表现为主，如湿疹、腹泻、呕吐等。对宝宝来说，引起湿疹的原因主要是对食物过敏，所以要从食物上考虑。如果孩子不能接受正常的配方奶粉，就应该给他选择低敏奶粉；如果孩子对食物中的某些成分不耐受，就要停止食用这些食物，否则很难控制过敏的进展。

0～1岁的宝宝尽量不要吃容易导致过敏的食物，如大豆、花生、鸡蛋清、鲜牛奶和海鲜等，并且，不要让宝宝反复用抗生素，不利于宝宝免疫系统的发展。

我作为医生，提一些预防食物过敏的方法。

1.4个月以内的宝宝，尽可能母乳喂养，不要过早添加辅食。

2.给宝宝添加辅食时，先给宝宝少量试食，每次5～10毫升较适宜，如无过敏，再给宝宝逐量增加。

3.过敏与遗传有关系，所以有过敏史的女性不要在过敏发病期怀孕，并且在孕期及哺乳期应限制饮食并远离过敏原。

### 二、良好睡眠和适当锻炼

要让宝宝保持充足的睡眠和适当的体育锻炼，以增强宝宝机体的抵抗力和适应能力。

### 三、尽可能清除过敏原让宝宝严格避免与其接触

尽可能从宝宝的生活环境中，清除过敏原或者远离具有过敏原的生活环境，如花粉等。春季是过敏多发的季节，如果宝宝是过敏体质，最好不要外出。

### 四、家中不可过于干净

家中过于干净，就意味着环境中的细菌过少，宝宝体内的免疫系统接受正常刺激的机会就比较少，会影响孩子免疫系统的发展和成熟，免疫系统可能出现异常状态，孩子就比较容易过敏。

### 五、不可过度消毒

现在很多父母喜欢给孩子用的玩具、食品或餐具进行高温或化学消毒，这样可能造成孩子肠道功能异常，如腹泻。肠道是人体最大的免疫系统，这样会造成肠道菌群异常，不利于孩子肠道的发展，也不利于孩子免疫系统的发展，孩子也比较容易发生过敏现象。

### 六、妈妈的肠道要保持健康

准妈妈在怀孕期间一定要保持肠道的健康，自身的免疫力要比较好，如果肠胃不适，一定要尽早治疗，并且远离过敏原。

治疗过敏性疾病，除了常用的抗过敏药物外，特异性免疫治疗和调整过敏体质也是比较理想的疗法。

特异性免疫治疗，也称脱敏治疗，这是目前过敏性疾病的主要对因治本办法。这种方法是指采用多次注射特异性抗原，使患者对此类物质耐受力增高，达到接触该物质不再过敏。特异性免疫治疗尤其适合花粉等吸入性过敏原引起的过敏性疾病，不同人群可以选择不同的脱敏治疗方法，儿童不容易进行配合，所以并不推荐孩子用这种方法进行过敏治疗。

调整过敏体质是指通过中西结合调整治疗过敏体质，是过敏性疾病的根本治疗方法之一。过敏反应是由诸多外在因素主要是指过敏原诱发的，但其内在原因是过敏体质，过敏原只有作用于有过敏体质的人群才会发生过敏反应。对冷空气、紫外线、食物和药物等过敏性疾病，不能进行脱敏治疗，就可采用调整过敏体质治疗。目前，有不少医院正在针对不同过敏体质的患者进行治疗，采用中西结合治疗的方法，为根治过敏性疾病开辟了一条新的道路，我比较推荐这种方法，可以从体质上进行根本的调整。

## 9 指标，辨别感冒或过敏

过敏和感冒都是孩子经常发生的疾病，很多父母对于孩子是感冒还是过敏常是傻傻分不清。要知道，当孩子开始鼻塞和咳嗽时，并不全是感冒，也可能是过敏，这时父母就要辨别区分是感冒来袭，还是过敏发作？

感冒绝大多数属于病毒感染，也就是病毒跑到人的鼻腔、气管和呼吸道，并且大量的繁殖。当病毒在到处搞破坏的同时，身体里面的警卫部队，也就是我们的免疫细胞们，必须展开攻击来杀死这些外来的小坏蛋们。如同现实生活中的警察一样会使用强力水柱、催泪瓦斯，搞得到处湿答答、脏兮兮。感冒的时候我们的呼吸道也是湿答答、乱糟糟，充斥着鼻涕与痰液，进而造成鼻塞与咳嗽。

呼吸道过敏的反应其实也很类似，只是这次面对的敌人不是病毒，而是尘螨、真菌之类的过敏原。反应很大的是另一种E抗体，然而它使用的武器和感冒时候非常类似，所以也同样造成湿答答、乱糟糟的结果。

# 持续两周，过敏概率高

这就是为什么感冒和过敏的症状，这么难以区分。更恼人的是，这两种疾病经常会一起发生，并且相得益彰。比如说感冒病毒常诱发气喘或过敏性鼻炎的恶化；过敏没有好好控制的孩子，也比较容易感冒。

即便如此，我这里还是可以提供爸爸妈妈们，一份经过修饰的"美国卫生及公共服务部"的卫教资料。上面条列出一些蛛丝马迹，可以分辨孩子得到的究竟是感冒，还是过敏。

| 9项症状检验 | 感冒 | 过敏 |
| --- | --- | --- |
| 1.持续多久时间 | 3～14天 | 超过14天 |
| 2.咳嗽 | 常见 | 有时候 |
| 3.酸痛 | 偶尔 | 不会有 |
| 4.疲倦 | 有时候（和病毒打仗） | 有时候（睡不好造成） |
| 5.发热 | 偶尔 | 不会有 |
| 6.眼睛痒 | 不会有 | 常见 |
| 7.打喷嚏 | 常见 | 常见 |
| 8.喉咙痛 | 常见 | 有时候 |
| 9.流鼻涕与鼻塞 | 常见，黄鼻涕居多 | 常见，清鼻涕居多 |

说实在的，一旦发生感冒，或急性过敏发作时，两者一开始的治疗方式其实是很类似的，使用抗组织胺、抗鼻充血剂、咳嗽症状治疗等。

然而，当鼻涕咳嗽的时间超过两周或更久，这时候医生就会意识到感冒已经结束，取而代之的是过敏问题。治疗的方向就会朝向过敏性鼻炎的喷剂，或气喘的吸入剂等。

爸爸妈妈一定要根据以上指标，对感冒和过敏进行区分，千万不要耽搁孩子的病情，影响孩子的健康。

# 第3课：接种疫苗，给孩子建立积极的防御系统

接种疫苗是提高孩子免疫力最直接、最有效的方法，可以让宝宝避免严重疾病的袭击，其实接种疫苗是一个预防的过程，在病菌还没有对宝宝进行攻击之前，先在宝宝的体内建立坚固的长城，给孩子建立起积极的防御系统。

## 认识疫苗，了解五种必须接种的疫苗

宝宝出生时可以从妈妈体内获得一定的抗体，但是，随着宝宝的日益长大，从妈妈体内得到的抗体会逐渐消失，而宝宝的免疫系统还没有发育成熟，一旦生病可能会很严重，威胁宝宝的身体健康。虽然接种疫苗是提高孩子免疫力最直接、最有效的方法，但是疫苗不是一接种就会立刻产生效果的，疫苗的保护作用要在接种后的半个月左右才会产生。所以一定要及早给宝宝接种疫苗，最好从一出生就给宝宝进行疫苗接种，经过2～3剂的接种，到4个月妈妈给的抗体变弱的时候，由疫苗接种而建立起来的免疫防线正好可以保护宝宝。

那么，疫苗到底是什么？为什么能为孩子建立起坚固的预防病菌的系统呢？疫苗其实就是将病原微生物及其所代谢的产物，经过人工减毒、灭活或利用转基因等方法制成的用于预防传染病的自动免疫制剂。疫苗保留了病原微生物刺激人体免疫系统的特性。当人体接触到这种不具伤害力的病原微生物后，免疫系统便会自然而然产生一定的保护物质，如活性生理物质、免疫激素、特殊抗体等；当人体再次接触到这种病原微生物时，免疫系统便会依循其原有的记忆，从而产生更多的保护物质来阻止病原微生物对人体的侵犯，疾病自然就会远离人体。

按照我国规定，宝宝必须在1岁内完成5种疫苗的接种，主要是指以下五种。

### 卡介苗

接种卡介苗的目的是为了预防结核病，保护宝宝的健康。卡介苗在一般宝宝出生后就可以进行接种，如果出生时没接种，可在2个月内补种。

如果宝宝患有心脏病、免疫缺陷症、结核病、急性传染病、肾炎、湿疹或其他皮肤病患等疾病时，就不能进行接种卡介苗。

### 乙肝疫苗

一般在宝宝出生两天内、1个月、6个月各注射1次，每3～5年再加强注射1次，可以有效地抵抗乙肝病毒。

当宝宝有以下状况时，不能进行乙肝疫苗的接种：①宝宝体质比较弱，有过敏史或癫痫者；②当宝宝发热，或者患活动性结核、急性传染病、中耳炎、心肝肾等疾病时；③当宝宝正在进行免疫抑制剂治疗时。

### 小儿麻痹糖丸

小儿麻痹糖丸可以帮助宝宝预防小儿麻痹，即医学上所说的"脊髓灰质炎"。宝宝出生后满2个月，就可以服用，以后每隔1个月服一次，连服两次，4岁再加强1次。

当宝宝患有严重疾病、发热或有过敏史时，尤其是对鸡蛋过敏的宝宝不得接种。

### 麻疹疫苗

注射麻疹疫苗，可以帮助宝宝预防麻疹。在婴儿满8个月，就可以进行麻疹疫苗的接种，到孩子2岁、7岁、12岁时可以再进行复种。

以下几种情况，宝宝不能接种麻疹疫苗：①宝宝有原发性和继发性免疫缺陷或正在接受免疫抑制剂治疗；②宝宝对新霉素和鸡蛋过敏；③宝宝或家庭有惊厥史和脑外伤史；④宝宝正在生病，伴有发热的呼吸道疾病、血液病、活动性结核、恶性疾病等。

**百白破制剂**

注射百白破混合制剂，可以帮助宝宝预防百日咳、破伤风、白喉。这三种疾病必须进行接种，否则它们可能会严重威胁小儿的健康甚至是生命。在婴儿出生满3个月时，就可以进行接种，宝宝初种必须注射3针，每次间隔4～6周，孩子1～2岁时再进行复种1次。

**以下两种情况不能注射百白破**

1.宝宝有急性传染病（包括恢复期）及发热的时候，要暂缓注射。

2.宝宝患有有癫痫、神经系统疾患。

父母为了孩子的身体健康，除了按时带宝宝接种国家各类计划内疫苗，还可以根据孩子具体的身体情况选择给孩子接种一些计划外的疫苗，为孩子建立起更为强大的免疫防线。

# 宝宝在哪些情况下不宜接种

宝宝的身体健康对父母来说是最为重要的。为了增强宝宝的免疫力，强化孩子的免疫防线，父母对于宝宝的接种疫苗尤为特别重视。但是接种疫苗不是对所有宝宝而言的，有些宝宝终身或暂时不可以进行预防接种，当宝宝存在以下几种情况时，不适合接种疫苗。

1.宝宝患有神经系统疾病，如癔病、大脑发育不全、癫痫或有惊厥史等，这样的宝宝血脑屏障作用差，打预防针时可能引起严重的神经系统反应，不能接种疫苗。

2.疫苗中含有特别微量的致敏原，会给体质过敏的宝宝带来不利的影响，所以过敏体质及麻疹、哮喘或接种疫苗曾发生过敏的宝宝不能接种。

3.重度营养不良或患严重佝偻病的宝宝，不能服用小儿麻痹糖丸疫苗。

4.有急性传染病接触史和处于急性传染病恢复期的宝宝，不宜接种。在急性传染病恢复期的宝宝，宝宝的身体里还在产生该种传染病的抗体，如果再接种疫苗就会干扰抗体的产生，使抗体的数量减少，反而不利于宝宝健康的恢复。

5.当宝宝接种某种疫苗后，出现严重不良反应，如痉挛、虚脱、休克、脑炎或脑病甚至是重度的过敏反应，以后不能给予宝宝该针次的接种或者加强免疫。如果宝宝接种某种疫苗后出现高热，在下次宝宝接种前要咨询医生是否能再次接种这类疫苗。

6.宝宝有免疫缺陷症或使用免疫抑制剂，例如放射疗法、肾上腺皮质激素、抗代谢化学疗法，不能接种活疫苗。

7.当宝宝患有严重肾脏、心脏、肝脏等疾病时，因为宝宝体质比较差，宝宝体内的蛋白质常减少，但是形成抗体的主要成分就是蛋白质，因此，宝宝打预防针后形成的抗体也比较少，疫苗所起到的预防作用比较差，同时还会给宝宝原有疾病带来不良影响。

## 哪些情况宝宝应暂缓接种

1.当宝宝发热、感冒时，首先应查明发热或感冒的原因，治愈后再接种。因为接种疫苗可能会让宝宝体温升高，加重发热的病情。

2.宝宝接种的部位有严重牛皮癣、皮炎、湿疹及化脓性皮肤病，应该在治愈疾病之后再进行疫苗接种。

3.宝宝患有急性传染病或痊愈后不足两周和有急性传染病密切接触史而又未过检疫期者，也应缓期接种。

4.父母为宝宝注射过多价的免疫球蛋白，在9个月之内不能种麻疹疫苗。

5.当宝宝腹泻时，具体的情况为一日大便达到4次或4次以上，宝宝不能服用小儿麻痹糖丸，腹泻恢复后，宝宝可以进行补服。

## 接种疫苗后的注意事项

有的宝宝在接种疫苗过程中常会出现严重的异常反应，甚至可能会产生严重的后果。那么宝宝接种疫苗后要注意什么？

1.宝宝接种疫苗后，应多吃清淡的食物，不要吃刺激性特别强的食物，比如姜、辣椒、葱、蒜等。通常宝宝口服脊髓灰质炎糖丸后40分钟内不能吃热东西。接种疫苗后，在30分钟至1小时之内不要喂牛奶，这是因为接种后产生痉挛现象时，如果宝宝正叼着奶瓶吮奶，极有可能会造成吸入性肺炎。

2.宝宝注射疫苗后应该多饮水，最好避免饮用碳酸类饮料。

3.在宝宝接种疫苗24小时之内，父母最好不要给宝宝洗澡，同时避免让宝宝做剧烈活动。

4.父母宜给宝宝穿宽大的衣服，防止衣料与针口的摩擦。

5.接种疫苗后不要让宝宝俯卧入睡，一旦出现痉挛或呼吸困难，就会危及宝宝生命。

6.在宝宝注射百白破三联疫苗后，也就是预防白喉、百日咳、破伤风的疫苗，多会在注射处发生硬结。如果这个肿块在慢慢消失，或者面积不扩大，这种情况是正常的。出现硬结后最简单、最有效的方法是在硬结局部做干热敷，具体方法是先在硬结上面放上一块干毛巾，然后拿一个小的热水袋放在毛巾上，这样就可以促进硬结的吸收。一般每天可以敷2～3次，每次10～15分钟，就可以了。如果这样敷了1个月以后，宝宝的硬结还是和以前一样的话，那就要到医院做理疗，以促进宝宝的吸收。

## 接种后出现的不良反应及应对措施

宝宝接种疫苗之后，可能会产生以下几种不良反应。

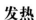

## 发热

宝宝在接种疫苗24小时内出现发热的同时，还常伴有烦躁、乏力、嗜睡和周身不适等不良反应，还有一些宝宝可能有腹痛、恶心、呕吐、腹泻等胃肠道症状。一般宝宝的体温都在38.5℃以下，可能会持续1～2天。

### 我作为医生，建议父母这样处理

如果宝宝体温在38.5℃以下，并且没有其他明显不适的症状，就没有必要进行特殊处理，可以让宝宝多喝水，多休息，一般1～2天体温就能恢复正常。但是，如果宝宝的体温超过38.5℃，体温持续2天后不退并有继续上升的趋势，同时宝宝还伴有比较严重的烦躁或呕吐等症状，父母就要考虑是不是在此期间宝宝又受到了其他病菌的感染，这时一定要及时去医院就医。

### 为什么宝宝接种疫苗后会出现发热等不良反应？

其实，接种疫苗是将一些经过特殊处理的病原菌或者病原菌的部分成分、毒素等，通过注射等途径，人为地感染，适当刺激免疫系统，促使人体内产生相应的抗体，从而使孩子获得抵抗同种病原菌感染的能力。

事实上，接种疫苗就是一次人为的、轻微的感染过程。所以，接种疫苗后，有的孩子会出现发热等类似生病的不良反应，通常是在接种后的24小时内出现，而且比较轻微，腋下体温一般不超过38℃，肛温或耳温不超过38.5℃，这时不需要特殊处理，只要让宝宝多喝水或奶，宝宝的体温8小时内就会恢复正常。

### 为什么会出现高热？

由于每个孩子的体质不同，对疫苗接种后的轻微感染反应也会或轻或重。当然，也有极少数宝宝接种疫苗后会出现高热，甚至体温超过39℃，这些宝宝发热的原因需要具体分析，也有可能宝宝对疫苗中的某种成分过敏。有的宝宝由于体质问题，接种疫苗后的反应相对比较强烈，比较容易发热，而且体温偏高，持续时间也比较长。有的孩子出现高热，是接种疫苗后的严重不良反应，也可能是疫苗制剂本身有问题。宝宝一般会在接种疫苗的24小时内突发高热，这种严重不良反应情况危急，要紧急送医院。有的孩子接种疫苗后发热可能是一种偶合事件，也就是说，接种疫苗前后正好和其他疾病重叠了，由于宝宝在受到感染或接种疫苗时，抵抗力已经有所变化，再叠加疫苗接种或感染，会刺激人体的免疫系统产生强烈反应，因而出现高热等严重不良反应。

## 皮疹

当宝宝接种麻疹活疫苗、水痘疫苗等后，可能会出现皮疹的情况。其实，皮疹是比较常见的接种疫苗后的全身反应之一。如接种麻疹活性疫苗后会出现类似麻疹样的皮疹，接种水痘疫苗后1个月内出现类似水痘的皮疹。这是因为这些疫苗本身是有活性的减毒疫苗，接种以后可以引起类似相应疾病的轻度感染。脑膜炎疫苗、甲肝疫苗等也可能引起局部或全身性的皮疹，常是一次性的。

我自己作为医生，建议这样处理

接种疫苗后的皮疹相比真正感染疾病而引起的皮疹要轻微得多，而且宝宝大多可以在数天内自行消退，一般不需要治疗或处理。

宝宝接种后可能会发生不良反应，只要家长细心一点，完全能将接种的不良反应降到最低。

## 接种后哪些不良反应需及时就医

宝宝接种后产生不良反应需及时就医的情况。

1.宝宝出现过敏性休克：多在宝宝注射后数分钟至20分钟内发生，表现为发绀、四肢冰冷、不安、呼吸困难、脸色苍白、神志不清和抽搐等，如不及时抢救，可有生命危险。

2.宝宝出现晕厥：宝宝注射疫苗后突然发生晕厥，轻者只感心慌、恶心或手足发麻等，重者心跳加快、脸色苍白、出冷汗，甚至突然失去知觉。

3.宝宝出现血管性水肿：有些宝宝在注射后1～2天内，注射部位的红肿逐渐扩大，皮肤发亮，重者水肿可显著扩大，由上臂扩展至手腕。

4.宝宝出现过敏性皮疹：这种情况较为常见，皮疹多种多样，以荨麻疹最常见，潜伏期几小时至几天。

5.宝宝出现神经系统过敏症：多发生在接种含有百日咳菌苗并加有佐剂的制品时。小儿常有痉挛，重则可出现休克，个别在注射后几分钟至几小时内发生疑似脑炎的症状，应立即送医院抢救。

6.宝宝出现变态反应性脑脊髓炎：一般于注射后2周出现，患儿开始感到四肢无力、手足麻木，出现上行性肢体麻痹，有的表现为脑炎症状，常遗留后遗症，甚至死亡。

7.血清病：多于一次大量注射动物血清制品后8～12天，注射部位常出现红肿，局部淋巴结肿大、低热、荨麻疹、眼睑水肿及关节痛等。

8.接种活疫苗后宝宝全身性感染：宝宝原有免疫缺陷或免疫功能不全，有这种情况的宝宝严禁接种活疫苗，如出现这种反应，须注射特异性免疫球蛋白或输血。

宝宝接种后请在接种地点观察15～30分钟，无异常反应后方可离开。根据经验总结，预防接种后，最少在10分钟，最多在10天内有可能出现异常症状。

在宝宝接种疫苗的当天，父母一定要让宝宝保持情绪良好，宝宝在接种前，父母给予宝宝更多的鼓励和帮助，告诉他打预防针是一件勇敢的事。并且接种疫苗当天应让宝宝多喝水，并避免到人多拥挤、空气污浊、环境较差的地方，以免发生感染。

# 第4课：睡好，是最有用的调养

睡眠可以保护人体免疫功能，睡眠是保护人体免疫力的一个非常重要的因素。这是因为人体免疫系统呈昼低夜高的运转状态，俗话说"健康的体魄来自睡眠"。科学研究人员表示：人在睡眠状态下，体内的激素会发生一些变化，而这些变化有助于提高人的免疫力。例如人体获得充足的睡眠之后，人体会释放催乳激素和生长激素，这两种激素都可以提高人体的免疫力，强化人体的免疫系统。人体的免疫力提高，才能有效地抵抗病毒、细菌攻击，才能清除体内已经损伤变性及衰老的细胞，清除体内新陈代谢的废物，维持人体内环境的稳定。《黄帝内经》说：正气存内，邪不可干。正气其实就是指人抵抗病菌的能力，也就是人的免疫力，当人体抵抗力增强了，疾病便不能干扰身体，不会影响身体健康。

睡眠是一个复杂而有节律性生理过程，对宝宝来说，生长激素分泌最多、最快的时间段是20～22点，所以宝宝必须在20点之前进入睡眠状态。那么，父母应该如何让宝宝的睡眠质量得到提高呢？

## 有效促进睡眠的十二大秘笈

如何让宝宝拥有一个更加良好的睡眠呢？作为医生，给父母具体的建议如下。

1. "晚上好好睡，白天好好玩"　　让宝宝从一开始就养成良好的习惯，即夜间熟睡，如果宝宝夜间睡眠质量不好，可能导致白天易困乏、食欲不佳没精神和注意力低下，导致白天玩不好，就会补觉，从而形成恶性循环，父母一定要注意这个问题。

**2.要引导宝宝午睡**。对0～3岁的宝宝来说，只靠夜晚的睡眠是不够的。和成年人相比，宝宝的活动量更大，只在夜晚睡觉会导致宝宝心脏、大脑、身体得不到充分的休息。所以保障宝宝在白天的午睡同样很有必要。有的宝宝精神比较好，不喜欢睡午觉，但是即使宝宝不爱睡午觉，也应该在每天固定的时间段为他营造一个安静的环境，引导他休息一段时间，形成睡午觉的良好习惯。但是，宝宝午睡最迟至16点应该结束。宝宝到6月龄起，白天睡的次数减少，玩耍的时间变长。所以，这时就应该为他合理计划一天的作息。如果午睡时间过长，到了傍晚还在睡的话，宝宝晚上就不会很早睡觉了。所以，建议最晚让宝宝午睡到16点。小月龄的宝宝在白天会睡得比较多，但是到晚饭时间也不应该再让宝宝继续睡觉了，以防影响宝宝晚上的睡眠质量。

**3.培养良好的睡眠顺序**。睡眠习惯在宝宝小时候就要养成，父母从小引导宝宝养成良好的入睡习惯，如果从小就养成洗澡→穿睡衣→听故事→进入被窝等睡前顺序，这样有助于宝宝顺利入眠，并且有一个良好的睡眠质量，所以父母要长期有意识地这样去引导宝宝。

**4.改掉宝宝的睡觉小动作**。有的宝宝喜欢啃着被角或吸着手指睡觉，一旦习惯养成就很难戒掉，父母尽量不要让宝宝养成这样的入睡习惯，如果宝宝有这样的入睡习惯，父母应该及时帮助宝宝改掉。

**5.帮宝宝选择好的睡眠地点**。为宝宝选择睡眠的地点时，最好是家中通风良好、远离噪音、方便妈妈随时照顾的房间。放置宝宝床的位置也有讲究，不要选择早上会被阳光直射的方位，也需要注意远离空调的风口。为防止宝宝可能出现坠床受伤的情况，在宝宝床的四周不要放置尖角的家具，并且父母可以铺设厚实的游戏垫。

**6.在19点洗澡，然后入睡**。在晚上睡觉前给宝宝洗个舒适的热水澡，会使宝宝身体暖和，擦干之后，宝宝躺在床上，体温随着水分的散发而有所下降，这时宝宝就比较容易入睡，并且会有一个良好的睡眠质量。父母应该考虑到宝宝应该在20点之前睡觉，所以洗澡最好在19点之前就完成。但是不能使用太热的水为宝宝洗澡，太热的洗澡水会让宝宝失去睡意，所以将洗澡水的温度控制在略高于宝宝体温的38～40℃就可以了。

**7.喂饱宝宝好入眠** 在宝宝睡觉前，喂饱宝宝是许多前辈的经验。故而有"喂饱宝宝，就有助于宝宝入眠"的说法，的确，宝宝如果夜间肚子饿的话，就容易出现夜啼和睡不好觉的现象。但是，低月龄的宝宝还不能一次喝很多奶，晚上要按需进行喂食，父母要知道满足宝宝的喂食需求能给宝宝带来安全感，也是让宝宝安心睡觉的前提。

**8.父母不用陪睡，但要陪伴** 父母没有必要陪睡，但是最好和宝宝待在同间屋子里。白天宝宝睡觉的时候，妈妈可以不用陪睡，但也不要趁这个时候离开去外面。我建议妈妈可以坐在宝宝的睡床附近看书、写日记或打毛衣，做一些妈妈自己的事，但是"离手不离眼"，陪伴宝宝，给宝宝足够的安全感。如果妈妈需要做一些家务，也要打开宝宝睡觉的房门，以便能随时关注宝宝。

**9.不要刻意营造睡眠环境** 其实父母没有必要为宝宝刻意营造出黑夜的环境。为了和晚上的睡眠区别开来，午睡时没有必要将窗帘拉得严严实实，形成和晚上一样的环境，只需暗一些就可以了，也不必在宝宝午睡时杜绝使用家里的电器，只要关上卧室门降低噪音即可；大人之间也可以照常交谈，不必静音。总之，白天的睡眠顺其自然就好，太过刻意的黑暗和安静反而会让宝宝变得敏感，一旦环境有所改变，宝宝就睡不安稳了。

**10.保持适宜的室温湿度** 最好的室内温度是与室外的温度差5℃，这样宝宝感觉比较舒服，也不容易生病。室内不能太干燥或太潮湿，这样宝宝容易生病，最好湿度保持在60%～70%之间。

**11.调低声音** 注意宝宝的作息和大人的作息不同，在宝宝睡觉时，将电视机等声音调低，为宝宝创造一个安静的睡眠环境。

**12.夜晚关灯或调暗灯的亮度** 让宝宝逐渐学会区分白天和夜晚，晚上宝宝睡觉时，把房间里的灯关掉，拉上窗帘，可以让宝宝有一个良好的睡眠环境，让其安然入睡。如果有的宝宝胆子比较小，害怕黑暗，可以在房间放一个光线柔和的夜灯，但注意要远离宝宝。

## 搞定宝宝睡眠问题，爸妈这样做

宝宝在不同的成长阶段，有不同的睡眠问题，父母是需要注意的，当宝宝出现问题时，父母掌握一些小技巧，可以帮助宝宝顺利度过睡眠不良期。

### 1.0～1个月宝宝的睡眠问题：闹觉、睡不长和怎么都不睡觉。

这个时期爸妈可以这么做：在哄宝宝睡觉时，没有必要保持绝对安静，可以给宝宝听些如吸尘器轰鸣等生活杂音，也可以模拟在妈妈肚子里"听"的状态，这样可以给宝宝足够的安全感，这有助于宝宝入眠。同时，爸妈应该开始调整宝宝的生物钟，使他慢慢习惯一天24小时的世界，帮助宝宝逐渐区分白天和黑夜。白天，拉开窗帘让阳光照入房间；晚上，尽量将灯光调暗，让宝宝有一个良好的睡眠质量。

### 2.2～4个月宝宝的睡眠问题：怎么都不睡、日夜颠倒和睡不长。

这个时期爸妈可以这么做：白天，把带宝宝到客厅玩耍，将白天玩耍和晚上睡觉的地点明确区分开；白天可以有意识地控制宝宝的睡眠次数，晚饭前后尽量不要让他再睡一觉了。还有，喝母乳的宝宝如果在白天喝饱的话，也可以减少晚上起夜喂奶次数，不要打扰宝宝在夜晚的睡眠，可以让宝宝一觉睡到天亮。

### 3.5～11个月宝宝的睡眠问题：难以入睡、夜啼和闹觉。

这个时期爸妈可以这么做：白天，将宝宝外出玩耍、游戏、喂奶时间和喂奶的量大致固定下来，这样有助于宝宝晚上自然地进入睡眠。宝宝如果白天睡太多，势必会影响晚上的睡眠，所以白天的睡眠总和时间尽量控制在3小时以内。当睡了1～2小时的宝宝开始扭动，就是唤醒他的时候了，不应该继续让宝宝睡觉。

**4.12～18个月宝宝的睡眠问题：怎么都不睡、闹觉和夜间起来玩耍**

这个时期爸妈不要让宝宝白天睡太多和玩太多，虽然每天让宝宝在外面玩耍是一件很重要的事情，也可以帮助宝宝睡眠，但是一旦宝宝玩耍过度、刺激过多，反而会造成宝宝难以入睡和夜啼、噩梦。所以，这点请爸妈们多加注意，按照宝宝的个体情况来安排他的运动量和玩耍时间，不要轻易扰乱宝宝的作息，让宝宝在夜间可以更好地睡眠。

# 第5课：情绪好，身体就愉悦

现代科学研究表明：人一生气、紧张，就会分泌出一种激素，这种激素一旦分泌出来，半小时之内人体的免疫力就会降低。也就是说，情绪会对人体的免疫系统产生重要的影响，同时情绪也会影响人的身体状况，情绪好，身体就愉悦，反之，情绪不好，身体就难过。孩子也是如此，只有情绪好，身体才会健康。

## 了解孩子情绪发展的基本规律

爸爸妈妈为了让孩子有一个良好的情绪，首先要了解婴幼儿情绪是如何发展的，掌握婴幼儿情绪发展的基本规律。

孩子一出生就有最原始的情绪反应，当然，这时的情绪状态，主要取决于其生理需要是否得到满足及健康状况。一般来说，婴儿只要吃饱睡足就愉快，若饥饿或受到突然刺激就会哭闹，由于新生儿对环境适应能力低，否定的情绪比较多，哭叫是常有的事。父母要经常给予抚慰，并及时寻找和发现婴儿不适的原因，加以精心的护理。

孩子情绪的发展规律如下表。

| 年龄 | 特点 |
| --- | --- |
| 2~3个月 | 两三个月大时，婴儿产生了与成人接触的需要，所以有人逗他玩时就咯咯笑，单独一人时就哭 |
| 4~5个月 | 四五个月的孩子有摆弄物体的需要，此时有否鲜艳的玩具供他摆弄，常是孩子情绪变化的原因 |

续表

| 年龄 | 特点 |
|------|------|
| 6～7个月 | 到六七个月时，孩子对亲人非常依恋，情绪会因抚养者在身边或离去而变化。婴儿依恋的第一对象便是母亲，母亲在身边，就高兴；若母亲不在时，就哭闹。因此，母亲作为主要的抚养者、教育者，对孩子情绪健康发展过程中所起的作用是不言而喻的 |
| 1岁以后 | 孩子一岁后，随着适应能力的增强，肯定情绪的反应开始超过否定情绪。之后，婴幼儿的情绪表现越来越丰富。当然，孩子的情绪非常不稳定，控制能力差，容易受外界刺激的影响，情绪体验也很肤浅，几乎不留痕迹，哭过就是笑，刚才还在笑的又哭起来，这些特点一直可以延续到幼儿时期。例如，孩子看到别人笑时，自己也会笑；打针时给妈妈说好不哭的，还是要掉眼泪等 |

爸爸妈妈要考虑婴幼儿在不同时期的情感需要，并及时予以满足。如幼儿期的孩子渴盼与同伴交往，在与同伴的交流中他们能体验到极大的快乐，家长就要创造条件让孩子多交往，尤其是独生子女，更不能封闭他们的生活。婴儿期的孩子需要亲子间的交流，父母应经常和孩子一起游戏、散步、念童谣，这些都会给他们带来无穷的快乐。

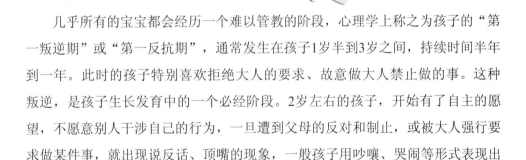

# 帮孩子度过第一个叛逆期

几乎所有的宝宝都会经历一个难以管教的阶段，心理学上称之为孩子的"第一叛逆期"或"第一反抗期"，通常发生在孩子1岁半到3岁之间，持续时间半年到一年。此时的孩子特别喜欢拒绝大人的要求、故意做大人禁止做的事。这种叛逆，是孩子生长发育中的一个必经阶段。2岁左右的孩子，开始有了自主的愿望，不愿意别人干涉自己的行为，一旦遭到父母的反对和制止，或被大人强行要求做某件事，就出现说反话、顶嘴的现象，一般孩子用吵嚷、哭闹等形式表现出来，这时父母就要注意了！

如何帮助孩子平稳度过叛逆期呢？家长需要适当调整和孩子的沟通策略。首先，在可能发生矛盾之前，提前和孩子"约法三章"。比如，告诉孩子"可以下楼，但只能在院子玩，如果跑出去，外面的汽车可能伤害你"。其次，家长要细心观察并且把握好提要求的时机，从孩子的角度去理解他的行为，而不是责骂、批评。比如孩子不吃饭，可能是因为他正在兴致勃勃地玩一个新玩具，那么下次吃饭之前，就不要把玩具放在他面前。最后，对孩子正确的行为及时肯定和鼓励，让宝宝知道这是正确的，可以再做的，让孩子不断巩固良好行为，避免发生不好的行为。

爸爸妈妈一定要学会读懂孩子的情绪，孩子口语表达能力欠缺，他的情绪常通过身体语言来传达。所以，父母能不能准确"读懂"很重要。比如有的时候，孩子打人是因为他高兴；孩子暴怒是因为他伤心。若父母只从打人和暴怒的表面行为看，可能就会挫伤孩子的热情，或者忽略他内心的需要。父母只有结合当时的情境和前因后果，才能更好地理解他真正的感受，也才谈得上给予合适的回应。

## 常带宝宝去游泳，减轻宝宝压力

宝宝还没出生以前，在子宫里与母亲保持着密切的、持续的接触，并且被羊水所包围，羊水形成一定的压力。宝宝出生以后，进入一个完全陌生的环境，并且这个环境是宝宝不信任的。其实新生儿游泳，是再造了子宫羊水的环境，使宝宝可以继续体验漂浮失重在羊水中、自由自在地运动肢体和皮肤被抚触的感觉，使宝宝产生一种安全感。

游泳除了可以帮助宝宝获得良好的情绪外，还可以促进宝宝胃肠道激素的分泌，如胃泌素、胰岛素等，这些激素分泌增加，可以使宝宝的食欲增加，并且加强了宝宝对食物的吸收，使新生儿的体重得到增加，身体也会更加强壮。同时使新生儿体内的生长激素水平提高，使宝宝的生长速度加快。另外，游泳还能消耗宝宝的体力，所消耗的体力需要宝宝在睡眠中逐渐恢复，所以宝宝在晚上会有一个良好的睡眠。

## 为宝宝营造正面且温暖的家庭环境

对于孩子来说，家和爸爸妈妈对他的意义是特别重大的，从来到这个世界上，第一眼看到的就是家和父母。同时，父母会对孩子产生巨大的影响，父母暴躁的行为方式会影响孩子形成焦躁易怒抑或退缩胆怯的性格，父母抑郁的行为方式会影响孩子形成消极的交往性格。我们不能奢望孩子的情绪总是积极的，只能调节自己，平复我们的心情，和谐我们的家庭氛围。例如，夫妻俩吵架，虽然孩子压根不懂你们在说什么，但是他能从你们的体态和声调中，接收到不好的情绪信号，从而也开始躁动，并且哭了起来。他的哭闹从表面上看，好像是在添乱，实际上，这就是一种情绪的传染，是孩子对你们心境的一种敏锐的感受性。然后，他的哭闹，反过来又让你们的心情更烦，恶性循环就这样开始了。

现代科学研究表明，在一个充满消极情绪的环境中，宝宝很容易感到无助、孤独等不良情绪，并且会缺乏足够的爱和安全感，宝宝缺乏爱和安全感，在宝宝长大以后，对宝宝的影响也是巨大的。所以，爸爸妈妈一定要为宝宝营造一个良好的家庭环境，不仅仅是物质方面，更重要的是精神情绪方面，让宝宝的生理、心理和智力都可以得到很好的发展，让宝宝健康快乐地成长。

## 学会与孩子进行情绪的沟通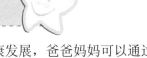

为了帮助孩子控制好情绪和孩子情绪的健康发展，爸爸妈妈可以通过以下几种方法。

### 1.肌肤接触法

肌肤接触从生理上可以带给宝宝安全感，父母和宝宝的肌肤接触其实是一种很好的亲子沟通法。拥抱、亲吻、抚触等都是爱的表现，他会在接收到父母的爱的同时建立安全感，这样可以很好的帮助孩子拥有良好的情绪。

**2.亲子游戏法**

通过游戏的方式改善孩子的不良情绪，游戏是每个孩子的最爱。父母和宝宝玩游戏可以拉近与孩子的距离。在游戏中，父母走进了孩子的世界，了解他们的喜好。一些游戏，不但可以愉悦孩子的心情，还可以提升他们的智能。轻松、欢乐、和谐的亲子气氛是孩子健康、开朗情绪形成的奠基石。

**3.语言对话法**

语言能力是上天赐予我们的天赋，利用语言来和宝宝沟通有助于改善儿童的不良情绪。早期的亲子面对面交流根据孩子年龄的不同，形式和内容都有所改变。一般情况下，刚出生到1岁半的宝宝，大部分的时候是以父母说话为主；1岁半到2岁半的时候以亲子间的相互交流为主；两岁半以上应以倾听孩子说话为主。但不管是采用什么方式，这都是一种有效的感情沟通法，可以让你更直接地了解孩子的需要，宝宝会说话之后，这个方法会特别的实用。

## 巧妙化解孩子的尖叫
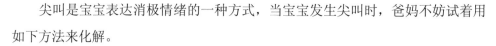

尖叫是宝宝表达消极情绪的一种方式，当宝宝发生尖叫时，爸妈不妨试着用如下方法来化解。

1.尽快弄清原因。有时宝宝突然尖叫不是因为某种愿望或要求没有得到满足，而是由于对某种东西产生了恐惧和烦恼；有的宝宝对某些声音特别敏感，听到这些声音就会尖叫甚至发脾气。此时若让孩子脱离令他恐惧和烦恼的环境，也许尖叫会减轻。

2.当宝宝尖叫、发脾气时，只要当时没有自抓自咬、撞头等自伤行为，可以跟他讲清每个人都不喜欢尖叫这种声音。如果宝宝仍然不停，可以让他暂时离开你的视线，把他单独放到一处，但一定要保证孩子不会有危险、不损坏物品，或者用冷静而无表情的眼神看着他，一直到他停止。

3.当孩子停止尖叫、发脾气后，立即给他相应的关心和爱抚。可以给他洗个脸缓和情绪，用缓和的语调对他停止发脾气予以表扬和称赞，并可给予适当的奖励，比如一个苹果、一杯牛奶。

4.积极对宝宝进行语言方面的训练，让孩子尽早学会如何表达自己的愿望和要求。

# 第6课：管控好体温，就能管控好免疫力

对于宝宝来说，感冒发热是常有的事，我常看到这样的情况，宝宝一发热，很多父母就会非常慌乱，赶紧让宝宝吃退热药，其实这样是不对的。一是发热可能只是一个症状，发现孩子发热就立刻退热有可能会掩盖导致发热的真正原因，二是发热多和免疫力有关系，是孩子针对入侵进攻的细菌、病毒，主动调高体温，自动进入应敌状态的一种自主行为，也就是说孩子的免疫力正在与病菌交战呢，这样孩子的免疫力就会得到锻炼和加强。一般来说，只要孩子的体温不是过高，父母就不用太过于紧张。在孩子的免疫力与病原体交战时，如果父母可以管控好孩子的体温，自然就可以管控好孩子的免疫力。

## 掌握宝宝体温调节的特点

父母想要管控好宝宝的体温，就必须了解宝宝体温调节的特点。

宝宝的体温平衡是通过调节产热和散热来实现的。当产热多于散热时，宝宝的体温就会上升，而当散热多于产热时，宝宝的体温就会下降。产热速度大约等于散热时，则宝宝的体温平衡。

足月的宝宝在出生时，虽然已经具有体温调节的功能，但是由于宝宝的各方面功能都在成长，所以有时会遇到一定的障碍，并且宝宝进行体温调节的途径和成人是不同的。目前科学研究已经证实，在周围环境温度低时，新生儿产热的主要途径是增加氧气的消耗，提高新陈代谢率的化学性产热。尽管新生儿脑、肝以及骨骼肌是重要产热器官，但在这些部位，增加代谢率，对其增加产热仅起部分作用。新生儿化学性产热的主要部位是棕色脂肪，主要分布于肩胛间区、颈后

部、颈肌肉的周围并伸长至锁骨下、腋下、食管和气管的周围，以及围绕乳房的肋间动脉、腹主动脉、肾及肾上腺等。这些分布区域对保护这些器官组织有很重要的作用。

宝宝产热还受到一些因素的影响，这些因素主要如下。

1.宝宝的内分泌状态：甲状腺功能低下可减低宝宝产热。

2.宝宝中枢神经系统的功能状态：如新生儿颅内出血或某些抑制中枢的药物，可由于丘脑体温中枢抑制，导致宝宝产热低，从而引起低体温。

3.心肺功能状态：宝宝心肺功能状态不好时，会影响宝宝产热。

4.宝宝的血清电解质水平：当宝宝存在严重血清钠、钾离子紊乱时，常伴有新生儿体温调节障碍。

宝宝除了产热之外，还会散热，新生儿散热特点如下。

1.宝宝皮下脂肪层薄，皮肤隔热很差。

2.宝宝身体的表面积相对大，比较容易向周围环境散热。

3.宝宝姿势影响散热速度，宝宝的胎龄越小，肢体屈曲程度越差，因此同一体重的早产儿比小于胎龄儿更易散热。

4.宝宝皮肤下血管丰富，外周血流多，在寒冷状态时，支配血管及血液分布的反射功能差，使其散热较多，宝宝这时容易发生低体温。

由于以上宝宝产热、散热的特点，加之宝宝的中枢神经系统发育不成熟，中枢对产热、散热的调节功能差，均导致宝宝容易出现体温的改变。

# 正确测量体温

宝宝免疫系统还未完全发育成熟，要随着宝宝的成长，宝宝的免疫能力才会有所增加和强化，而宝宝的体温是宝宝免疫力的一面镜子，因此父母准确地获知宝宝的体温，对宝宝进行精确的测温至关重要，这就要求父母学会帮孩子进行体温测量。那么，如何选择合适的体温计，如何用正确的方法给宝宝测量体温，并判断宝宝的体温是否正常，这是每个父母都应该掌握的技能。

当宝宝小于3岁时，我们不推荐水银温度计。说起体温计，我们第一反应就是玻璃水银温度计，一般家中常备，并且读值准确。但是对于宝宝的发热，这款体温计就不是最适合的了，因为玻璃水银温度计测量的时间相对较长，一般是5～8分钟，比较小的宝宝缺乏足够的耐心配合，这样测量出的结果并不是最准确的。并且，这种温度计比较容易破碎，破碎后的汞污染严重。而且有可能家长对于水银体温计的读数掌握不好，难以读准确。因此我不建议家长给小于3岁的宝宝用玻璃水银温度计。对于大一些的孩子，可以很好地配合家长，可以选用这种简单准确且价格便宜的温度计。

给宝宝测量体温时，也有不同的测量方法，主要有以下几种。

## 肛温测量

许多医生要求，在宝宝3个月前，父母最好采用肛温测量的方法来测量宝宝的体温。因为这种测量方法的结果相对精确，最好在宝宝3岁之前，都采取这种方法对宝宝进行测量温度。

### 具体的测量步骤

1.如果父母使用的是电子体温计，尽可能选择手柄部分较粗的那种体温计，这样能够避免体温计插入肛门的部分超过3厘米，若插得太深，可能损伤宝宝的直肠。

2.使用体温计前，用酒精棉或肥皂水擦拭体温计，之后用清水把体温计冲净。然后用少许凡士林油涂抹体温计，这样能起到润滑作用，使得插入的过程更容易。

3.对于比较大一点的宝宝而言，让宝宝趴在妈妈的大腿近膝盖处，宝宝的肚子朝下，臀部朝上，然后把宝宝的腿摆放于妈妈大腿的一侧。对于小一点的宝宝而言，妈妈可按照给宝宝换尿布的方法，让宝宝仰卧在床上，妈妈用一只手轻握宝宝的两个脚踝，使宝宝的两腿弯曲，便于测温。

4.体温计的初始温度要在35℃以下。这时，妈妈要用一只手分开宝宝肛门两侧的肌肤，以便能够清楚看到其肛部，然后，慢慢将事先润滑好的体温计测温端插入宝宝肛门内部3厘米处。

5.当电子体温计发出时间到的声音或水银体温计测量2～3分钟后，取出体温计，读取测量值。

6.读取测量值后，将体温计用酒精棉或肥皂水消毒，并且用清水冲净，待体温计干燥后放回储存盒。

**爱心提醒**

◎测温时，不要将手离开体温计，保证体温计留在宝宝肛门内部。如果此时宝宝活动身体的话，体温计就会移位带来危险，因此，测温时尽量不要让宝宝活动。

◎口式与肛式体温计在设计上有所不同。给宝宝测肛温时，请使用专门的肛式体温计，不要使用口式体温计来测肛温。

◎这种测体温的方法有时会刺激宝宝的直肠。因此，如果你拿出体温计的时候发现宝宝大便了，不要感到惊讶。

## 耳温测量

耳式体温计现在已经广泛地用于医院急诊室，因为这种体温计测速快、安全，不会让宝宝有不舒服的感觉。但是，这种体温计唯一的缺点是耳式体温计比其他体温计更难使用。如果不能很准确地插放耳式体温计，就很难获得精确的测量值，不方便父母在家给宝宝测试体温。

如果父母想用耳式体温计给宝宝测量体温，可以请医生示范如何使用，并按照说明进行练习，如果已经掌握耳式体温计的使用要点后，还可以通过肛式测温来确定耳式测温计的准确性。

**爱心提示**

1.耳式体温计没有肛式体温计的测量值可靠和精准，因此最好不要给2岁以下的宝宝使用。

2.3个月以下的宝宝不能使用耳式体温计，因为这个月龄段的宝宝耳道比较窄，无法适当地准确地插入测温感应器进行体温测量。

## 腋温测量

妈妈在宝宝腋窝处测量体温，这种方法简单、安全和方便。妈妈需要的主要就是一支水银或电子体温计，"口表"或"肛表"均可。

测量步骤

1.给宝宝测腋温前，脱掉相关衣物，让宝宝坐在你的大腿上，并且确保宝宝处于放松状态。

2.确定宝宝的腋下是干燥的，然后将体温计的测温端放置在宝宝的腋窝处。

3.体温计测温端需要与宝宝的皮肤全面接触。必须让宝宝的手臂紧贴于身体侧面或者将宝宝弯曲起来环抱于胸前。

4.当电子体温计发出时间到的声音或水银体温计测量4～5分钟后，将体温计拿出来，读取体温计的测量值。

爱心提示

腋温测量远没有肛温测量精确，且测量值不恒定。

给宝宝测温的最佳测温方法要依据宝宝的年龄而定。

●宝宝不足3个月：父母可以先采用腋下测温法。如果腋温高于37.2℃，再进行肛温测量。肛温高于38℃的新生儿（从出生至第28天）要立刻送到医院进行检查。

●宝宝3个月至4岁：可采用肛温、耳温等不同的体温测量方法。

另外，有些宝宝不介意妈妈在他的小屁股上测体温，但有一些宝宝却感到很不舒服。如果宝宝反抗，不愿意测肛温，那么妈妈可以先给宝宝测量腋温，如果有体温偏高的现象，再测量肛温。

# 宝宝发热的应对措施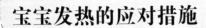

在宝宝免疫力还没有成熟之前，宝宝是比较容易感冒和发热的，一般宝宝两周以内的发热都是急性发热，80%以上的原因是感染病毒、细菌或真菌，也可能有免疫方面的疾病。超过两周的发热，病因比较复杂，这时就需要我们去看医生。当然，父母也应该学习怎样管控孩子的体温。

首先，父母必须了解发热，发热分为低热、中热和高热。38℃以下为低热，38～39℃为中热，39～41℃为高热。一般来说，只有在宝宝发热超过41℃时，宝宝的脑子才可能受到影响。让大家闻之色变的"脑炎"，其实并不是宝宝发热导致的，而是脑子先有了病，脑炎损伤了脑细胞，后表现出发热的症状。

需要注意的是当孩子发热时，尤其是婴幼儿，父母一定要特别关注，因为孩子各器官发育不完善，不能过度用药，这样反而不利于宝宝自身免疫力的强化。当然也不能置之不理，孩子自身免疫力比较差，可能会转为肺炎。所以，我们一定要根据不同的情况，采取相应的解决措施。当宝宝低热，感冒症状围绕在鼻子周围，表现为典型的"上呼吸道感染"时，如咳嗽、流鼻涕、嗓子疼等，但是宝宝的精神和饭量比较好，不吃药的话，不到一周就能康复。当体温达到中热、高热，并且全身症状比较重，出现头痛、乏力、食欲不振时，这时父母最好带宝宝及时就医。

在治疗宝宝发热时，很多医生喜欢使用"三素一汤"：抗生素、维生素、激素和输液。在对宝宝使用后，宝宝确实恢复得比较快。但是，"三素一汤"会降低患儿自身的免疫力。

所以在治疗宝宝发热时，如果温度不是很高，父母可以采取以下几种方法，来为孩子降温。

### 1.酒精擦身

当孩子发热时，父母可以用酒精为孩子擦拭身体，进行物理降温。但是需要注意，发热一般分为两个阶段：先是宝宝的体温上升，在这期间宝宝会感到浑身发冷，冻得直哆嗦；到达一个温度后，会逐步降温。如果在体温上升阶段擦酒精，会让宝宝更冷，肌肉收缩紧张、身体僵硬，非常不舒服，反而加重痛苦，所以在体温的上升期最好不要擦拭酒精。另外，如果宝宝身上有皮疹，也不能擦拭酒精。注意要稀释酒精，使用高浓度酒精会导致宝宝从皮肤吸收过多的酒精，而影响宝宝的身体健康。

### 2.温水擦浴

当宝宝发热时，可以给其进行温水擦浴法，这种方法不仅仅成本低，而且宝宝自己还感觉很舒服。它本身对皮肤没有刺激，对宝宝免疫系统也没有损害，并且没有任何不良反应。方法也很简单，父母用温水擦宝宝身体有大血管的部位，如腹股沟、颈部、腋部，甚至脸、胸部都可以擦。要反复地擦，可以让宝宝体温降0.5～1℃。

### 3.发汗

通过发汗的办法来让宝宝退热，可以用1∶1的姜、葱根须煮开水，等水凉到合适洗澡的温度给宝宝洗澡，洗完给宝宝穿好衣服，闷一身汗出来，此方法适合手脚凉的发热，也可以用姜葱拍碎用棉布包起来给宝宝擦背（从股沟往上擦）。或者父母可以先让孩子热热地喝一碗姜汤，喝完姜汤之后，让孩子盖上被子，好好地睡一觉，帮助身体发汗。发汗的标准是要湿透，手背和足背要摸着有汗，微微湿润。发汗时，父母一定要不时地让孩子补充水分，多喝水，水有调节温度的功能，并能帮助发汗，可使体温下降，并补充宝宝体内的失水，以防脱水。

### 4.高热时少穿少盖勿捂

在体温上升、冷得难受的阶段，要多盖被子；在达到一个顶点温度时，比如39℃、40℃，感觉身体不冷了，少穿衣服对退热有一定效果。有些老年人照顾孩子时，容易好心办坏事。孩子已经高热到39℃，还担心他着凉受风，使劲儿盖着捂着。越捂，热就越散不出来，孩子高热的时间反而会比以前持续得更久。

采用以上方法，就可以很好地帮助宝宝管控好体温，这样既不会让宝宝的身体受到伤害，也不会让宝宝的免疫力得不到锻炼。

## 父母给宝宝用药需谨慎

为宝宝选用退热药，主要考虑的是必要性，就是有没有必要使用退热药。退热药的原理并不是进行发汗，而是进入大脑内，调节中枢，控制体温，把宝宝体温往下调，有镇痛作用。一般来说，退热药如果应用得当，对身体是有好处的，不会损伤我们的免疫力。但也有个别患儿服用退热药后，出现过敏。

很多父母都认为，发热是细菌感染导致有炎症引起的，所以吃退热药的同时往往还会增服消炎药，所谓消炎药也就是我们常说的抗生素，的确它只对细菌感染有效。但事实上，发热最主要的原因是病毒感染，服用抗生素对病毒是没有任何作用的。如果是病毒感染引起的发热，在抗生素的使用上也尽可能谨慎一些，最好用替代药品。

如果是感冒引起的发热，建议选择中药制剂类的感冒药，对身体基本没有什么损害。感冒药一般不能发汗退热，只能缓解感冒症状，让宝宝感觉舒服些，如果要退热建议还是要专用退热药。

# 第7课：孩子的肝好，精神才好

肝脏位于人体的右上腹，习惯上把它分成两叶，连在一起，重约1.5千克，是人体第二大的器官（最大为皮肤），位置比一般人想象中稍微高些，外面有肋骨保护。所以，正常情况下是摸不到肝脏的。

肝脏是人体唯一可以再生的器官，就算切除90%，还是可以发挥一定功能，再长回原来的大小。更重要的是，肝脏是一个复杂的化学工厂，在人体营生系统中，扮演许多复杂的功能，分解食物，制造胆汁，把有利营生的物质吸收或储藏起来，把不利人体的排出体外。

以上是西医对肝脏的解读，而中医所说的"肝"，则不只是肝脏而已，广义来说还包括脑及神经系统。根据典籍记载，肝为将军、统帅，负责谋虑、思考，管理身体各部门运作，有点类似自主神经系统。以功能而言，中医的肝主要负责藏血和疏泄，藏血是储存身体的养分，疏泄则是指身体的疏通调节（新陈代谢）功能。一般情绪、睡眠、饮食甚至药物等，均会影响肝的疏泄功能。因此，中医所谓保肝养肝，基本就是改善身体环境，维持正常的疏通调节功能，以增强对抗疾病的能力。

## 为什么说肝好，精神就好

中医认为：肝属木，肝在春天旺盛，春天时阳气比较充足，可以使万物成长和发育，孩子刚出生，生机蓬勃，发育和成长都非常迅速，如同旭日东升，草木萌发。孩子成长和发育的关键在于肾，但是孩子发育的功能在于肝胆，也就是说孩子成长发育与肝有着非常密切的关系。在正常的情况下，肝发挥生长的功能，如果肝好，孩子表现出生机勃勃，精神会很好，但是如果孩子的肝功能不是很好，孩子就会比较低迷，精神不好。肝在生理上主要是指肝的疏泄和升发作用，即肝气升发，五脏俱荣，肝失升发则五脏虚悖。就是说，肝气充足，身体各个器官的功能会比较好，但是如果肝气不正常，也会影响身体的其他器官。

孩子身体各方面还没有发育成熟，五脏六腑比较娇嫩，形气怯弱，受饮食和外邪等因素影响，则肝气生发之机容易受阻，疏泄不利。在现在这个社会，独生子女居多，任性娇养，一旦求之不得，则肝病的表现会更加突出。孩子的肝不好，精神就不好，会出现一系列的病症，例如抽动秽语综合征。抽动秽语综合征是一种本源在肝、病发在脾、风痰鼓动而横窜经络、阳亢有余、阴静不足、动静失调的病症。

所以，爸爸妈妈一定要帮助孩子养肝，春天是肝脏当令的季节，肝应春，这就是在提醒父母，一定要把握好春天，帮助宝宝获得一个健康的肝脏，这样孩子精神才会好。肝与春天的气候相通应，调节诸脏顺应春天阳气始发的自然气候特点，调节周身气血达到与时相应的平衡状态。

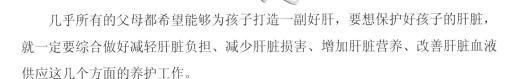

## 为宝宝打造一副好肝

几乎所有的父母都希望能够为孩子打造一副好肝，要想保护好孩子的肝脏，就一定要综合做好减轻肝脏负担、减少肝脏损害、增加肝脏营养、改善肝脏血液供应这几个方面的养护工作。

### 第一，要吃好

三大营养素不可少

1.肝脏爱吃糖

糖是保护肝脏的重要物质。葡萄糖能提供人体所需要能量的70%左右，如果孩子长时间处于缺乏能量的状态，就会影响肝脏功能。糖还能合成一种叫肝糖原的物质，储存在肝脏中，可以防止摄入体内的毒素对肝细胞的损害。父母可以根据孩子体重计算每天孩子应该吃多少糖，一般建议每千克体重摄取1克糖。糖类的主要来源有米饭、面食、白糖、蜂蜜、果汁、水果等。一大勺果酱约含糖15克，1罐可乐约含糖37克，3小块巧克力约含糖9克，1只蛋卷冰激凌约含糖10克。

### 2.蛋白质能修复肝脏

鸡蛋、牛奶、豆腐、鱼、芝麻、鸡肉、松子等"高蛋白、低热量"的食物是肝脏的最爱。这些食物中丰富的蛋白质就像肝脏的"维修工"，能起到修复肝细胞、促进肝细胞再生的作用。

### 3.维生素A可抗肝癌

肝脏是人体储存维生素的"仓库"。当肝脏受损时，"仓库"储存维生素的能力也会下降。研究表明，维生素A能保护肝脏，阻止和抑制肝脏中癌细胞的增生，还能使正常组织恢复功能。父母可以让孩子每天食用一根胡萝卜、65克鸡肝、200克金枪鱼罐头或一杯牛奶就可以满足人体对维生素A的需要。西红柿、胡萝卜、菠菜、动物肝脏、鱼肝油及乳制品中均含有大量维生素A。

为宝宝选特效护肝美食

小米等谷类食物是护肝首选，它富含丰富的蛋白质、维生素E和B族维生素，护肝的同时还能够保护胃黏膜。

青苹果具有养肝解毒的功效，维生素丰富，可以多吃。

海带的钙含量是牛奶的10倍，含有多种人体必需的微量元素，多吃对肝有益。

肝是人体主要的解毒器官，蘑菇等具有强解毒功能的食物能对肝有很好的保护作用。

牛奶含有优质蛋白质、人体易吸收的乳糖与乳脂和多种维生素，是养肝的天然美食。

每天喝足1000～1500毫升水，也能帮助肝脏排毒，大大减少代谢产物和毒素对肝脏的损害。

### 不挑食、不偏食，均衡饮食

很多孩子对食物有自己的喜好和偏爱，比如有的孩子爱吃肉，不吃素，有的孩子则相反，有的孩子不喜欢吃胡萝卜、青椒，有的孩子不吃鸡蛋、豆腐等。

作为父母一定要做好引导，让孩子均衡饮食，因为不均衡的饮食会增加肝脏负担。肝脏负责把吃进的食物，转换成身体能量来源。对肝脏来说，把非碳水化合物转化成能量，比把碳水化合物转化成能量更吃力。均衡的饮食组合应该是60%～70%的碳水化合物（例如米饭、面食），20%～30%的蛋白质（例如肉类、豆类），10%～20%的多元不饱和脂肪（例如植物油）。家长可以按这个比例给孩子配餐，这样孩子的肝会更健康。

### 培养宝宝饮食清淡

辛辣、刺激的食物，如油炸食品、咖啡、茶等，也是引起肝火的原因，尽量避免过量食用。

天然原味的绿色蔬菜和水果，不会增加肝脏负担，又富含抗氧化物，对肝细胞的修补有很大帮助。

尽量让宝宝多吃具有食物原味的食物，像是烧烤、加工食品、油炸食品等凡是没有食物原味的食物，尽量不要让孩子碰。给孩子烹制饭菜时，要低油低盐、不加味精，同时尽量不要带孩子去外面就餐。

父母要懂得平衡孩子的饮食，比如今天吃得油腻了，明天就多吃点蔬果，用丝瓜、圆白菜等蔬菜，去平衡孩子身体的酸碱值。

### 吃干净、安全食物

不要给孩子直接喝生水，也不要给孩子生吃海鲜，因为蛤、蚝以及贝类等容易受到甲型肝炎病毒感染。

不要给孩子吃含有黄曲霉毒素的食物，黄曲霉毒素是黄曲霉所分泌的一种毒素，肉眼看不到，而且在260℃以上才能被破坏。特别是花生、玉米，还有稻米、高粱、小麦都容易受到污染。豆类发酵制品如果处理不当，例如豆瓣酱、豆腐乳、豆豉、臭豆腐等，也容易含有黄曲霉毒素。因此，孩子如果要吃花生，最好挑选带壳、外观没有破损的。如果孩子喜欢吃经过发酵加工豆制品的话，父母要谨慎选择。

## 第二，要睡好、休息好

肝主藏血，黄帝内经素问篇提到："人卧则血归于肝。"足够的睡眠，肝脏才可以得到完全的修复。以中医观点而言，晚上11点至凌晨3点，血液流经肝、胆，此时应让身体得到完全的休息，否则肝的修复功能受到影响，体力无法恢复，连带思考能力也会变得迟缓。所以，一定要想办法尽量让孩子在11点前睡觉。

另外，对肝最好的方式，就是每天都要给孩子一定的时间休息，现在的孩子压力也很大，学习也很辛苦，不要对孩子要求过高，也不要给孩子报太多的兴趣班，一两个就可以了。如果孩子感觉累了，就让他去休息，这样不仅对肝好，也会让孩子更喜欢学习，精力也更旺盛。

## 第三，要让孩子情绪好

中医提到"怒则伤肝"，情绪起伏过大，很容易影响肝。肝属木，木喜调达。把肝想象成一棵大树，树木喜欢自由、无拘无束，因此，养肝首重情绪调节、心情愉快。因此，让孩子保持愉快的心情很重要。

## 第四，经常给孩子行穴位按摩

中医穴位按摩能有效护肝，不仅简单易学，而且效果也很不错。

**按揉阳陵泉穴：**位于小腿外侧，腓骨头前下方凹陷处，有疏肝利胆、清利湿热的功效。用双手拇指指腹按揉双膝外侧的阳陵泉穴1分钟。

**血海穴：**位于股前区，髌底内侧端上2寸，股内侧肌隆起处，具有调血养血的功效。让孩子俯卧在床上或者垫子上，父母用双手拇指指腹分别按揉孩子两腿上的血海穴，可用力稍重一些，至穴位处产生胀痛感为宜。

曲池穴：位于肘横纹外侧端处，具有祛除风湿、调理气血、改善周围血液循环的功效。让孩子端坐在椅子上，父母用拇指指腹按揉孩子一侧的曲池穴，至穴位处感觉酸胀为宜，左右手交替按摩。

## 第五，不要给孩子乱吃药

肝脏是解毒中心，孩子吃进去的药物绝大多数经过肝脏解毒，所以吃愈多药，对肝脏愈不利。除了医师开的处方药外，父母尽量避免私自给孩子服用其他药物。带孩子去看病时，如果孩子患有肝病的话，一定要告诉医师，以作为医师处方时的参考。

父母如果能够做到以上几方面，孩子拥有一副健康的肝脏是不成问题的，其实孩子的好肝全都来自父母的精心呵护，父母不要嫌麻烦，照顾孩子本身就是一件琐碎的事情。

# 第8课：脾好，孩子身体才好

　　人体是一个有机的统一体。孩子生机蓬勃，生长发育旺盛，不断地需要比较多的营养物质来满足孩子日益增长的身体所需。但是，孩子"脾常不足"，脾胃运化功能相对薄弱，这是存在的一对生理上的矛盾，当这对矛盾一旦失去平衡，则会发生脾胃运化失健的病理变化。调整这个矛盾，使之平衡统一，就一定要调理好脾。中医认为"脾健不在补，贵在运"。调理脾胃，首重运脾。

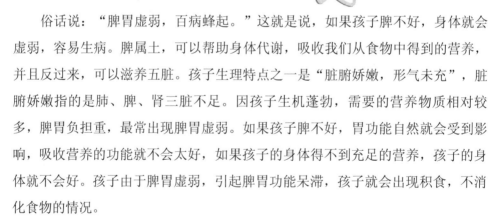

## 为什么孩子脾好，身体才好

　　俗话说："脾胃虚弱，百病蜂起。"这就是说，如果孩子脾不好，身体就会虚弱，容易生病。脾属土，可以帮助身体代谢，吸收我们从食物中得到的营养，并且反过来，可以滋养五脏。孩子生理特点之一是"脏腑娇嫩，形气未充"，脏腑娇嫩指的是肺、脾、肾三脏不足。因孩子生机蓬勃，需要的营养物质相对较多，脾胃负担重，最常出现脾胃虚弱。如果孩子脾不好，胃功能自然就会受到影响，吸收营养的功能就不会太好，如果孩子的身体得不到充足的营养，孩子的身体就不会好。孩子由于脾胃虚弱，引起脾胃功能呆滞，孩子就会出现积食，不消化食物的情况。

　　如果孩子脾不好，一般会出现厌食症。厌食症是指孩子较长时期见食不贪，食欲不振，甚则拒食的一种病症。孩子脾常不足，饮食不能自调，食物不知饥饱，加之部分家长喂养不当，片面强调高营养的滋补食物，超越了脾胃正常的运化能力，以及过于溺爱，乱投杂食，或恣意投其所好，养成偏食习惯或进食不定时、生活不规律等，皆可导致脾失健运。

# 护好孩子的脾，爸妈这样做

在来我这就诊的小朋友中，我经常遇到这样的情况：孩子有感冒发热的症状，同时面色黑而无光泽，苔厚腻中心发黄而显得干，摸摸手心很热，询问大便经常干结。如果单纯地按感冒发热治疗，病很难好，这是因为脾胃积食严重造成了肺热血热，所以吹点风就发热，只要消积食、清内热、滋养津液，热就会退了。其实幼儿的病大多来自脾胃不调和饮食无度，小儿脾胃功能不足，各脏器都很幼嫩，后天喂养不当，造成脾胃负担连累其他脏腑，孩子都会出现不同程度的感冒、咳嗽、发热的情况。所以说病症是感冒发热，病根是积食内热！

那么，作为父母应该如何才能保护好孩子的脾呢？

## 1.脾喜欢甘淡食物

这里的"甘"不是指糖，而是指食物本身所带的自然之甜香，所以尽量给孩子吃天然、有机的食物，而不是精加工的糕点、面包等。注意多给孩子吃粗粮、青菜，尤其是黄色的粗粮和蔬菜，如玉米、小米、南瓜、红薯等，因为脾属土，而黄色属土，故黄色的食物多补脾。"淡"指的是清淡、不油腻，孩子的饮食宜少盐少油，还要控制肉食的摄入量，因为孩子食肉过多，不仅容易引起脾虚、造成肥胖等问题，还常是性早熟的关键主因。所以，父母可以给孩子吃加了南瓜或红薯同煮的五谷杂豆米粥、米糊等，这是最补脾的食物。

## 2.食盐温脾

在中医上，盐分可调体内元气，并且有驱寒的作用。在厚厚的纱布袋内装上炒热的食盐100克，置于脐上三横指处。或者也可以用肉桂粉3克、荜拔粉10克、高良姜粉10克，装入袋内，夜间放在脐上。这两种方法都可以达到养脾的作用。

## 3.脾喜燥恶湿

不要给孩子吃过多寒凉食物，从冰箱里拿出来的食物要温一温再给孩子食用。另外，在盛夏水湿重的时候，注意给孩子吃点去水湿的食物，如绿豆汤（绿豆在闭火前10分钟放入，不必熬出花，熬出花是解毒用的）、赤小豆鲤鱼/冬瓜汤（赤小豆不同于红豆，呈黑红色，粒较小，可以从药店购得）等。

### 4.饮食有度，勿过饱

很多妈妈为了哄孩子睡觉，从小给孩子养成了喝睡前奶的习惯，有的两三岁的孩子半夜还要再加喝一顿奶，孩子的脾胃昼夜不得休息，运化能力变差。很多脾胃虚的孩子都非常消瘦，食欲不佳，大人越发觉得夜奶断不得，从而陷入了恶性循环，大人孩子为了吃饭的事情都非常疲惫，但孩子脾虚的境况并没有根本性好转。而且，很多吃夜奶的孩子很小就开始长龋齿了。其实，他们忽略了很重要的一点，饮食有度，不过饱是补脾养脾很重要的一点，尤其别让孩子吃饱后马上睡觉。

### 5.让脾也接接地气

脾属土，让脾多接接地气是补脾养脾很重要的一点，可以让孩子多锻炼身体，多晒太阳，让身体多出出汗，这样会让气血运行旺盛，孩子就不易生病。另外，别让孩子生活在过于干净的环境中，要让孩子多玩沙土，对孩子的智力有好处。

### 6.左三圈右三圈，运动健脾最健康

左三圈右三圈，脖子扭扭，屁股扭扭，早睡早起，咱们来做运动！运动是万能的方法！依靠适当的运动来帮助孩子的脾活动起来，这样就可以增强脾的运化功能。

### 7.刺激脾经，两种手法任你挑

从中医角度来看，一般脾胃功能强的孩子，站立时脚趾抓地会很牢固，因此，如果孩子脾胃功能不好，父母不妨锻炼锻炼孩子的脚趾。具体方法为站立或坐姿，双脚放平，紧紧地贴着地面，脚趾练习抓地和放松，相互交替，这样能对小腿上的脾经起到很好的刺激作用。

父母也可以帮助孩子按摩小腿，这也是一个很好的养脾方法。小腿集中了脾胃经的不少穴位，比如足三里、阴陵泉。将小腿从上到下依次按摩，力度以能够承受为宜，按后觉得舒服就行了，不要在过饱和过饿时按摩，努力坚持每天睡前

给孩子按摩3次。

### 8.让孩子的脾随音乐舞动

脾在志为思，思虑少了，脾才会舒服，脾舒服了，人也就轻松了。爸爸妈妈可以放点孩子喜欢的舒缓的音乐，让孩子窝在沙发里、躺在床上，随意听着，音乐养身古已有之，或振奋，或安静，或细水长流，或热情似火，它能够放松身体细胞，促进脾胃功能。早餐前，孩子可以听一首激昂的曲子；午餐时，可让孩子听舒缓、让人心胸开阔的音乐；晚餐时，让孩子来一首轻松的轻音乐吧。

### 9.除湿寒，让孩子更舒爽

不要让孩子居住在低矮潮湿的地方，晴天应多开窗通风，阴雨天外面湿度太大时则应少开窗，利用电扇、空调加强除湿，以保证孩子的室内湿度不超过60%；保证孩子的衣被干燥清爽，避免受湿气之害。

夏日带孩子去避暑时，不要过于避热趋凉，不要让孩子露宿室外或睡于室内风口处，也不要带孩子在野外阴寒潮湿之地休息和消暑纳凉；在孩子睡卧之时，室内外温差不宜过大，更不宜让电扇空调直吹孩子的身体；也不要让孩子赤身露体，以免夜间风雨来临遭受寒湿侵袭；要尽量避免让孩子涉水淋雨、汗出沾衣，在孩子运动之后，全身壮热与大汗淋漓之时，切不可为了让孩子贪一时之快而用冷水浇头冲身。

## 父母要避开的养脾雷区

父母在帮助孩子养脾的时候一定避开以下这几个雷区。

**雷区一**：养脾无常。养脾不是一时的事情，也不是某一个季节的事情，而是应该像吃饭喝水一样每天都去做。

**雷区二**：冷。要养脾，就不能让孩子喝太多的饮料，特别是冰饮料，不管是凉的饮料还是瓜果，都不能吃，过凉伤脾。

**雷区三**：过甜。不能让孩子吃太多甜食，虽然提倡甘健脾，但过甜则伤脾，甜要有个度。

雷区四：吃撑。吃太撑了容易伤脾胃，所以吃任何东西都应该七八分饱。

把孩子的脾运好了，孩子的身体就会倍棒，照顾好孩子的脾，是父母的责任，请父母一定要仔细照护。

# 第9课：皮实肠胃，需要从小调理

肠胃对于孩子，就像土壤对于树木。如果孩子肠胃不够好，给他吃再好的东西，他也吸收不了，自然孩子的身体也不会强壮，免疫力也不会得到加强。给孩子一副好肠胃，就等于给孩子一个良好的身体基础。

宝宝出生以后，最基本和最重要的要求就是吃和睡。而其中吃又和宝宝的肠胃有着密切的关系，食物全靠它来消化、吸收和排泄。一般，刚出生的宝宝只要是健康的，他的肠胃功能也应该是健康的。但是，为什么宝宝长大之后，有的宝宝的肠胃皮实得不得了，吃什么都香；有的宝宝肠胃功能却不好，吃什么也不吸收？

其实，肠胃是可以进行养护的，父母要从小给孩子培育一个健康的自然的有利于肠胃的饮食习惯，孩子的饮食习惯就决定了孩子的肠胃是否健康。

## 了解孩子肠胃的生理发育特点

肠胃是人体吸收营养、排除废物的重要器官，肠胃还被比作人体的"第二大脑"。因为肠胃有自主神经系统，可以独立发挥搅拌食物、摄取盐分、吸收营养、排泄废物等功能。但是，如此全能的肠胃实际上是很"娇气"的，稍不注意就会受到伤害。尤其是孩子的肠胃，刚开始消化系统发育得还不成熟，胃液酸度低，各种消化酶分泌少并且活性低，因而对食物的耐受性也比较差。但是宝宝处于生长发育的关键时期，需要的营养物质相对也较多，这就使得宝宝的胃肠道的负担比较重，宝宝的消化功能经常处于紧张状态，这样就不利于宝宝肠胃的养护，因此父母必须在保证供给宝宝充分营养的同时，养护宝宝的肠胃。

# 对号入座，从小养护宝宝肠胃

宝宝在不同的阶段，父母要根据宝宝自身肠胃的特点，对宝宝的肠胃进行养护。

宝宝在0～4个月时，母乳就是最好消化的食物，对于刚出生的宝宝来说，母乳是最适合他的食物，同时对肠胃也有养护作用。母乳十分容易让孩子消化，所以母乳喂养的孩子比较少出现消化问题。而且，母乳喂养的孩子肠内环境呈酸性，更有利于钙、磷的吸收。

宝宝在5个月到1岁时，母乳已经不能满足宝宝的营养需求，宝宝开始接触固体食物，这个时候的宝宝消化功能比较差，所以最好给宝宝慢慢增加一些米粉、菜泥之类的泥糊状食物。不要担心这些固体食物会损害宝宝娇嫩的肠胃，这也是让宝宝锻炼肠胃的最好时机。

科学研究表明，宝宝从母乳中可以品尝到妈妈吃进去的东西的味道，而且宝宝对味道还有记忆。宝宝小时候尝到的味道越是多样化，他对食物味道的记忆库存就会越丰富。宝宝记住的味道越多，将来对各种食物的接受能力和适应能力也就越强，这样可以让宝宝形成平衡多样的饮食习惯，宝宝不容易养成偏食、挑食的坏习惯。

宝宝在1～3岁这个时间段内，是培养宝宝饮食习惯的关键时期，要让宝宝多品尝，按顿吃。让宝宝吃各种各样的食物，让宝宝的肠胃接受锻炼，这样也有利于养护宝宝的肠胃，并且帮助宝宝形成良好的饮食习惯，规律的饮食，其实可以给宝宝的肠胃"信号"，每天准时按时地进行工作，让宝宝的肠胃可以得到正确的运转。

宝宝在3～6岁这个阶段时，爸爸妈妈一定要注意控制孩子吃零食、吃快餐。如果宝宝经常吃零食，胃里感觉老有东西，孩子没有饥饿感，到了吃饭的时候自然就没有食欲，吃不下了。长此以往，会使得孩子的肠胃功能发生紊乱。并且，要让孩子少吃快餐，快餐包含了许多油炸食物，孩子过多进食快餐，会影响孩子的肠胃功能。

# 打造宝宝皮实肠胃，要保健有法

## 让孩子均衡多样饮食

均衡多样的饮食习惯，可以为身体包括脾胃提供全面的营养需要，是获得皮实肠胃的基础，那么怎样安排宝宝的饮食，才是均衡多样的。

1.吃点粗粮　让宝宝主食以谷类粗粮为主，可以适量增加玉米、燕麦等成分，减少精制食物的食用量，比如给宝宝做一些杂粮粥、杂面面条等，这样可以为宝宝提供丰富的B族维生素、膳食纤维。但要注意，如果孩子肠胃功能不是很好的话，就要少吃或不能吃粗粮了，否则会增加肠胃的负担。

2.吃些膳食纤维。如果膳食纤维摄取不足，宝宝会出现便秘或排泄不顺的情况，所以，一日三餐最好用蔬菜来补充膳食纤维。早餐是一定要吃菜的，像胡萝卜、生菜、芥菜、芹菜等新鲜蔬菜最好当主食来吃，摄取叶绿素、维生素、胡萝卜素、纤维多的蔬菜能和大量的肉、鱼、蛋类取得营养的均衡，具有帮助宝宝通便和调理肠胃的功能和作用。

3.适当吃些水果　橙汁能很好地调整消化功能，有去热滞积的作用。让宝宝多吃些苹果和番石榴可以减轻一些症状，例如，腹泻、胃口呆滞等症状，吃适量的番石榴或喝半杯番石榴汁还能有效控制腹泻，苹果带皮吃同样也有止泻作用。

4.适当吃点肉　孩子正在长身体，肉是少不了的，但我更多的建议多给孩子吃鱼肉、鸡肉等易消化吸收的白肉，少吃难消化吸收的红肉或油脂多的肥肉，否则会增加孩子的肠胃负担，得不偿失。

另外，让宝宝多喝水，尤其是多喝白开水，可以加快胃肠道的新陈代谢，减轻大量肉类食物所造成的危害。同时，让宝宝适当吃一些酸奶、坚果，既可以缓解饥饿感，又能避免宝宝进食过量，还可以防止宝宝吃一些零食。为了养护宝宝的肠胃，最好让宝宝远离辣和咸，盐和辣椒吃得太多，增加肾脏负担，还会伤害宝宝的肠胃。

### 适当补充益生菌

宝宝的"肠道"内存在很多细菌，这些细菌中既有对人体健康有益的，也有危害健康的。我们习惯于将肠道正常菌群中对人体有利无害的细菌称为益生菌。别小看这些肉眼看不到的小东西，它们可是保护宝宝肠胃的小卫士。常见的益生菌有双歧杆菌、乳酸杆菌、肠球菌、酵母菌等。它们的职责是调节肠道菌群平衡，维持肠道健康。所以，父母要适当给宝宝补充这些有益菌，比如给宝宝多喝酸奶、发酵奶酪、酪乳、养乐多等。

### 纠正孩子的不良饮食习惯

不良饮食习惯也是有损肠胃的重大杀手，作为父母一定要随时纠正孩子的不良饮食习惯，以便及时止损。

1.孩子好吃的就吃到撑不行，不好吃的干脆一口不吃。父母要控制孩子的食量，吃到七八分饱即可。要纠正孩子偏食的习惯，当孩子对某一样食物厌恶时，父母要想办法让孩子喜欢起来，比如对食物做特别的造型、讲有关该食物的故事等。

2.孩子正餐不好好吃，零食却吃很多。对于这样的孩子，父母要少买回家一些零食，一般孩子看不到也就不会想起来吃。当孩子表现得不好好吃饭时，告诉他你现在不吃，我就要把饭收起来了，不到下一次的饭点，你不会有吃的，如果孩子仍然不吃，那就果断收起来，且在下一次饭点前，无论孩子怎么闹都不要给他吃的，一定要坚持到下一次吃饭时间，孩子尝到了挨饿的滋味，就会乖乖吃饭了。

3.父母滥给孩子吃营养品，会使过多的高蛋白、高糖的东西积存在孩子身体里，孩子消化不了，会引起肠子蠕动失常，增加肠胃负担。其实，孩子所需的营养通过正常的饮食已经能够满足，不需要再特别补充营养品，否则可能会导致营养过剩，或者身体消化吸收不了，引起孩子身体不适。

# 当肠胃出问题时，爸妈这样做

因为宝宝的肠胃发育得还不成熟，因此会时不时地出点问题，主要的问题就是腹泻和便秘。腹泻和便秘都会影响孩子的肠胃功能。腹泻使营养物质无法被吸收；而便秘则是大便排不出去，肠道中的毒素排不出去。时间长了，这两种情况都会影响孩子的生长发育和肠胃功能。

以往孩子腹泻时，家长往往让孩子暂停进食。我作为医生，现在鼓励父母让腹泻的孩子继续饮食，甚至要比平时多吃一顿。因为腹泻时营养物质已经丢失了，再不进食，营养更得不到补充。如果宝宝便秘，要让宝宝多进食一些蔬菜水果，一些高纤维的食品，还可以让宝宝喝一些蜂蜜水，缓解宝宝便秘。

下面为腹泻和便秘的小朋友介绍几款特效食谱，希望对小朋友有所帮助。

## 蒸胡萝卜泥

材料：胡萝卜1根。

做法：

1.胡萝卜洗净去皮切块备用。

2.蒸锅烧开后，放入切好的胡萝卜块。

3.蒸至胡萝卜烂熟后取出。

4.将晾凉后的胡萝卜块捣烂成泥后即可。

功效：胡萝卜味甘，性平，有健脾、助消化之功，并含有胡萝卜素、糖类，其中含大量果胶，有收敛和吸附作用。宝宝腹泻食用后，可抑制肠道蠕动。

## 鸡蛋黄油

材料：鸡蛋1个。

做法：

1.把鸡蛋煮熟，取出蛋黄，用手按扁。

2.蛋黄放入锅内用温火焙烤约10分钟，然后翻过来，如此几次。

3.蛋黄由黄变褐，黄油同时析出，装入瓶中待用。

4.单服蛋黄油3~4毫克（一个鸡蛋的含油量），早晚各服一次，连服三次。

功效：有补脾益胃和止泻作用，可治小儿腹泻。此方适用于6月龄以上的小儿。

### 香蕉泥

材料：香蕉70克，白砂糖10克，柠檬汁5克。

做法：

1.将香蕉洗净，剥去白丝，把香蕉切成小块，放入搅拌机中。

2.加入白糖，滴几滴柠檬汁，搅成均匀的香蕉泥，倒入小碗内，即可喂食。

功效：香蕉有润肠通便、清热润燥、助消化的作用。

### 蔗汁蜂蜜粥

材料：甘蔗汁100毫升，蜂蜜50毫升，大米50克。

做法：将大米煮粥，待熟调入蜂蜜、甘蔗汁，再煮一二沸即成，每日1剂，连续3~5天。

功效：可清热生津、润肠通便。适用于热病后津液不足、肺燥咳嗽、大便干结等。

除了饮食外，还可以通过按摩改善腹泻和便秘，现在我为大家介绍两种我经常为孩子使用的按摩手法。

**摩腹**：孩子采取平卧位，家长用右手三指或手掌，在孩子腹部，以脐为中心，做圆周运动。顺时针方向为泻，每天一次，100下左右。适宜大便偏干者，有助消化和通便的功效。逆时针方向则为补，适宜大便偏稀者，每天一次，100下左右。

**推七节骨**：位于第四腰椎至尾骨端成一直线。家长以两个手指由上往下，擦至皮肤发红为度。具有升降脾胃、泻火通便的功效。适用于一切热证、实证，如烦躁不眠、便秘等。每天按摩一次，每次100下左右。反之，由下往上推七节骨则对调理脾胃、止泻很有帮助。

## 第10课：跟着季节和天气走，打造不怕怪天气的好体质

父母都想要帮助宝宝建立一个良好的体质，但是很多父母并不知道如何帮助宝宝？我作为医生，建议父母，根据我国传统医学的指导思想，根据季节和天气，养护宝宝的身体，为宝宝打造不怕怪天气的好体质。

《黄帝内经》曾专门介绍了一年当中四个季节的调养身体方法。"四气调神"就是指要按照春夏秋冬的规律来调养。每个季节的气候特点是不同的，春天是温，夏天是热，秋天是凉，冬天是寒，所以父母要根据每个季节的气候特点帮助宝宝来调养身体。调养身体的重点是在于调神，即精神、情志的调养。而一个月、一天的调养身体，与一年四季的调养身体是相通的。父母要结合宝宝体质的不同，找到适合宝宝的调养方法，帮助宝宝打造好体质。

## 把握好调养身体的总原则

四季调养身体的总原则：春夏养阳，秋冬养阴。对于父母来说，比较难理解，具体该怎么来养？春夏怎么养阳，秋冬怎么养阴？有一部分人说"春夏养阳"是春夏要帮助孩子养阳气，"秋冬养阴"是秋冬要帮助孩子养阴气；但是也有人说"春夏养阳"是指春夏要抑制阳气，"秋冬养阴"指的是秋冬要抑制阴气。到底哪种说法对呢？我们应该怎么把握这个调养身体总原则呢？

从医生的角度来说，认为要根据每个人的身体素质来确定养阳和养阴。养阳和养阴，实际上是调和阴阳，达到中和平衡的状态，这一点至关重要。如果宝宝本身体质主要偏阴的，是阴性体质，那么在春天、夏天就要去扶助阳气、生发阳气。如果宝宝本身体质就是偏阳的，是阳性体质，那么在春天、夏天再

去升发阳气，就会带来毛病，容易上火，出现牙龈肿痛、口腔溃疡、生疮、口干、皮肤干燥、便秘等症状。所以，对于这类阳气盛阴气虚的宝宝来说，春夏应该抑制阳气。那么，应该如何抑制阳气呢？父母要在饮食上让宝宝吃一些降火的、抑阳的食物，不能让宝宝吃扶阳、升发阳气的食物，不然反而不利于宝宝身体的调养。

俗话说"热者寒之、寒者热之"，这句话本来的意思是指用来治病的，同样也可以用于调养身体。阳性体质的人多吃点寒凉的东西；阴性体质的人多吃点温热、可以助阳的东西，这样才能调节体质，达到阴阳平衡的状态。

如果宝宝本身体质就是偏阳的，是阳性体质，那么在秋天、冬天就要去扶助阴气。如果宝宝本身体质就是偏阴的，是阴性体质，那么在秋天、冬天再去扶助阴气，就会带来阴盛阳衰的毛病。所以体质偏阴的宝宝，阴气太盛，到了秋冬时就要抑制阴气的生长。

另外，在根据季节调养身体中，还有一点很重要，就是四季是和五脏配合在一起的。四季和四脏配合，春天是肝，夏天是心，秋天是肺，冬天是肾。

## 牢记调养身体的关键时刻

父母还要记住，一年四季中帮助宝宝调养身体的关键时刻：春分、夏至、秋分、冬至。这四个节气分别在阳历的3月、6月、9月和12月，基本上是22日左右，在这四个节气、四个月中，夏至和冬至、6月和12月又更加重要。

在一天之中，父母应该怎么调养宝宝身体呢？每一天的调养身体和每一个月的调养身体、一年四季的调养身体是同样的原理，每一天的调养身体也有4个最关键的时段，在一天的十二时辰，子、丑、寅、卯、辰、巳、午、未、申、酉、戌、亥中，最重要的是子、午、卯、酉四个时辰。一般宝宝应该亥时就是晚上9~11点睡觉，这个时候应该进入深度睡眠。与子时的睡觉方法结合起来，就是所谓的"子午觉"。子时的睡眠要深度睡眠，而午时的睡眠时间要短一点。卯时和酉时，就好比是春天和秋天。卯时是上午的5～7点，酉时是下午的5～7点。这两个时辰的调养身体与春秋养生是一致的。

## 跟随季节打造好体质攻略

| 季节 | 季节特点 | 养护要领 |
|---|---|---|
| 春 | 养肝——中医认为人体五脏之中肝属木，四时之中春也属木，因此建议利用此季节养肝为最好时机 | 父母给孩子养肝为主：<br>肝脏喜欢绿色，春天父母可以带孩子去户外走走，进行一些户外活动<br>也可以在家里摆放一些绿色植物，装修时选择淡雅的墙面颜色，甚至给孩子多穿淡绿色的衣服<br>中医认为"青色入肝经"，绿色食物能有益肝气循环、代谢，还能消除疲劳、舒缓肝郁，可以多给孩子吃些深色或绿色的食物，比如西兰花、菠菜、青苹果等<br>父母帮助宝宝控制好情绪，动怒是最伤肝的，所以，一定要让宝宝在春天有一个好心情 |
|  | 春夏，气温上升，天气逐渐变暖，阳气逐渐旺盛，这时宝宝调养身体应该侧重于养阳才能顺应季节变化 | 兼顾养阳：<br>根据春天里人体阳气生发的特点，父母可以选择平补和清补饮食，可选用温性食物，如豆浆、荞麦、薏苡仁及苹果、芝麻、核桃等 |
|  | 春季为人体肝气旺之时，肝气旺盛会影响人体的脾，所以春季容易出现脾胃虚弱之症，宝宝多吃酸味食物会使肝阳偏亢，所以有春天适合省酸增甘之说 | 养脾也很重要，可选辛、甘温之品，切忌酸涩，应多食用蔬菜以及山野菜等 |
| 夏 | 养心——进入夏季以来，阳气逐渐升发，而阴气则是不断的减弱，对于宝宝来说也就是肝气不断的减弱，而心气则是不断的增强，再加上夏天天气炎热，故而宝宝会心烦意乱，失眠多梦，易怒，容易"伤心" | 父母给孩子的饮食应适当的增酸减苦，因为夏天宝宝流汗过多，容易损耗阴气，多吃酸味的食物还能够起到生津止渴、促进消化以及增强食欲的作用。日常生活之中酸味的食物有很多，例如柠檬、葡萄、芒果、山楂、西红柿以及猕猴桃等。少吃苦味食物，但并不是一点也不吃，可以给孩子吃一点苦瓜、莲子等具有清心火功效的食物 |

续表

| 季节 | 季节特点 | 养护要领 |
|------|----------|----------|
| 秋 | 中医认为肺属金，从季节调养身体角度看，秋天最适合养肺。另外，秋季主收，燥为秋季之主气，而肺是比较娇嫩的器官，不受寒热，肺通过鼻与外界相通，故很容易被秋燥所伤。尤其是孩子抵抗力低、适应能力弱、脏腑娇嫩，更容易被秋季的燥邪所伤。所以，父母在秋季一定要帮宝宝养肺 | 给孩子以养肺为主：<br>多吃能够生津润肺、补益肺气、止咳化痰的食物，比如银耳、梨、荸荠、甘蔗、蜂蜜、藕等<br>同时让孩子多运动，可以带着孩子去慢跑、散步，一起做呼吸操等 |
| 冬 | 当大地被冰雪覆盖、万物凋零的时候，肾气最易耗损，因此冬天最脆弱的部位是肾 | 父母给孩子要补充阳气，以养护肾气：<br>多吃苦少吃咸：苦味的食物可以助心功能，抗御过亢的肾水，如莴苣叶、莴笋、生菜、芹菜、茴香、香菜、苦瓜、萝卜叶、苜蓿、苹果、杏、荸荠、杏仁、黑枣、薄荷叶、荞麦、莜麦、五味子、莲子芯等。咸味吃多了，就会使本来就偏亢的肾水更亢，从而使心的力量减弱，应少吃<br>早睡晚起：冬天日照短，早睡保持温热的身体，以养人体阳气，晚起是指在自然界阳气上升之后起床，身体可以补充阳气，躲避阴气。这样各脏器收集的阳气汇集到肾，肾气充沛足以抵挡疾患<br>揉涌泉穴：涌泉穴在脚底的掌心处，每天揉30～50次。有补肾的作用 |

# 6 大保健穴位，健康度过季节转换

你家孩子是否每到冷热交替的换季时节，就开始整天咳嗽、鼻水流不停、皮肤瘙痒？周围只要有小孩子生病感冒，也必定"赶流行"，三天两头去医院诊所就诊？

在这里为家长提供6大保健穴位，为孩子缓解换季所产生的各种不适。

以脸部来说，鼻孔水平线与法令纹交界处的"迎香穴"，便是鼻子不通时可善用的穴位。

位于胸部两乳头联机正中央的"膻中穴"，可帮助止咳；另一个有助于止咳的要穴，则是位于手腕附近的"列缺穴"，临床上针对咳不停的病患，针灸列缺穴往往有立即疗效。

位于手肘横纹外侧的"曲池穴"，以及位于膝盖内侧上缘的"血海穴"，两穴搭配按摩，是缓解异位性皮肤炎不适的实用穴位。

另一处常用到的"足三里穴"，更是下肢的重要穴位，不仅肠胃不适时可按压，也是调节身体功能、增强抗病力的要穴。

但要注意，家长给孩子做按摩时，要学会正确的取穴方法，中医取穴有个很重要的"同身寸"原则，意思是必须用患者自身的指节去定位。譬如若按压的对象是孩童，就要用孩子自己的指头宽度去估量，而不是用家长的手掌或指节去目测。找到穴位后，帮孩子按摩的时间可每次5~10分钟，每天按摩2~3次为宜。

在按压手法上，家长要特别留意"力道"。当身体已产生疼痛感时，代表经络已处于不顺畅状态，这时可使用手法较重的"泻"法，最好是按压到能产生酸麻感的强度；但若是大病初愈、天生体质较弱，则需以轻柔"补"的手法按压，不要过于用力。

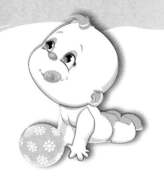

# 第三章
# 打通孩子全身经络，
# 激发孩子的大药库

　　我国传统医学上说，经络是运行气血、联系脏腑和体表及全身各部的通道，是人体功能的调控系统。"经"的原意是"纵丝"，有路径的意思，简单说就是经络系统中的主要路径，存在于机体内部，贯穿上下，沟通内外；"络"的原意是"网络"，简单说就是主路分出的辅路，存在于机体的表面，纵横交错，遍布全身。经络主要有十二经脉、十二经别、奇经八脉、十五络脉、十二经筋、十二皮部等。其中属于经脉方面的，以十二经脉为主，属于络脉方面的，以十五络脉为主。它们纵横交贯，遍布全身，将人体内外、脏腑、肢节联成为一个有机的整体。经络遍布全身，如果可以打通孩子的经络，就可以激发孩子的大药库。

# 经络穴位反射区，是孩子天然的特效药库

　　孩子刚出生不久，身体各方面的功能还没有得到很好地发展，可能孩子一生病，父母就会让孩子吃各种药，或是在平时的生活中，让孩子吃各种补品。其实，人体的经络、穴位和反射区是特别神奇的，同时也是相当复杂的，如果父母可以掌握经络、穴位和反射区的秘密，并且帮助孩子进行疏通，就可以激发孩子的天然特效药库，父母也不用经常带孩子去医院了，并且经常疏通可以强身健体，可谓是一举两得。

　　《黄帝内经》明确指出，经络具有"营阴阳、行气血、决死生、处百病"的作用。经常对孩子进行经络锻炼，可以让孩子全身的气血运行畅通，从而祛病健身、开发孩子身体潜能、增强孩子身体自身的免疫力，使孩子的身体各项功能重新获得平衡，并在一定程度上减缓病痛对孩子造成的各种痛苦，实现真正意义上的健康成长。

　　中医认为，经络内联脏腑，外络肢节，网络周身，当人体正气充足时，经脉之气就能首当其冲，奋起抵御外邪的入侵；而当人体正气不足，抵抗力下降时，经络便会成为疾病的传入通路。邪气（致病因素）侵入人体，通过经络的传导由表向里，由浅入深，传入内脏，并且还会通过经络系统影响人体的其他部分。

　　另外，脏腑病变有时也会通过经络传出体表，在体表某些部位出现压痛、结节、隆起、凹陷、充血等反应，这些反应常可用以帮助诊断有关内脏的疾病。

　　一般来说，经络气血阻滞而不通畅，就会造成有关部位的疼痛或肿胀；气血郁积而化热，则出现红、肿、热、痛，这些都属经络的实证。如果气血运行不

足，就会出现病变部位麻木不仁、肌肤萎软及功能减退等，这也就是在中医里讲到的"通则不痛，痛则不通"的道理。

可见，经络畅通，气血运行正常，人就不会生病。相反，经络不通，各种疾病也就随之而来。

由此可见，经络对于人体的健康起到了举足轻重的作用。因此，父母如果不想孩子出现疾病，就必须随时让孩子的经络系统保持畅通。这就好比一条公路，如果发生拥堵，车辆就会行驶不畅，于是产生各种问题；交通顺畅，车辆在行驶中也会感觉比较舒服。这与人的经络系统是一样的，每条经脉线就像一条公路一样，经络通，人就会感觉舒服；不通，则会发生问题，也就是我们常说的"要生病了"。所以，为了使经络系统保持一种畅通的状态，父母就需要随时疏通孩子的经络。

按摩不同经络上的穴位，作用是不同的，父母可以因人而异，根据自家孩子的需求按摩不同的部位。如果孩子不太喜欢吃饭，可以帮助疏通孩子的胃经，按压胃经上的一些穴位，例如位于上腹部，肚脐上面6寸，大约就是6个手指的距离的"不容穴"，可以很好地解决小朋友不想吃饭的问题。

新生儿的生长和发育是一个复杂的生理过程，父母都希望自己的孩子可以健康地成长，经络和穴位调理恰好适应了父母的这种需求，并且操作方便，特别是对小婴儿及新生儿生长发育非常有益。经络穴位调理正是通过对新生儿肌肤的亲密接触满足情感上的需求，使其身心受到抚慰，不但可以健胃养脾，还可以消除孩子得一些消极情绪，例如"孤独""焦虑"等。帮助孩子增加睡眠时间及增强食欲，从而促进新生儿体重的增加及身心的健康发育。

# 正确穴道按摩，打造免疫力

如果父母要在家里帮助孩子进行按摩，一定要掌握正确的取穴方法和按摩方法，只有取得正确的穴位位置，按正确的方法进行按摩，才能达到按摩的保健效果。

## 孩子的取穴方法

穴位按摩有一定的取穴方法，个人手指的长度和宽度与其他的部位有一定的比例，适应于孩子的取穴方法是独特的。

①1寸，主要是指被按摩者（孩子）拇指指关节的横度作为1寸。

②1.5寸，主要是以被按摩者（孩子）的食指和中指并在一起的横度作为1.5寸。

③2寸，主要是以被按摩者（孩子）的食指、中指和无名指并在一起的横度2寸。

④3寸，主要是以被按摩者（孩子）的食指、中指、无名指和小指并在一起，以中指中节横纹处为准，四指的横度作为3寸。

另外，父母要仔细感觉一下，在按压穴道所在的位置时，可以感觉到有个小小的凹洞，稍微使力按压穴道，一般会有轻微酸酸麻麻的感觉，此时观察孩子的表情，如果孩子表情有不适变化，表示你找到了穴位。

## 具体的按摩手法

按摩手法至关重要，针对不同部位要有不同的按摩手法，手法正确，效果则事半功倍。主要的按摩手法有推法、按法、搓法、摩法、揉法、抖法、擦法、叩法、拿法。

## 推法

顾名思义，就是依靠力量对身体的穴位进行推动。主要分为以下三类。

直推法：用拇指的指腹或是其他手指的指腹在相对的身体穴位上进行直线推动。

旋推法：运用拇指的指腹在对应的穴位上进行旋形推动。

分推法：用双手的拇指指腹在对应的穴位的中点进行旋形推动，其实旋形推动指的是揉圈的方式。

爸爸妈妈在运用推法时，一定要注意力量由轻到重，由慢到快，如果对孩子第一次进行，一定要注意孩子的反应，调节力度和快慢。

## 按法

就是按压，用指尖或掌心或指腹直接在对应的穴位上进行按压，按压时，父母的力量一定要稳，并且由轻到重，先让孩子感受一定的压迫感，在慢慢地放松力道，让孩子感觉放松和舒适。

## 搓法

这个方法比前两种方法较难掌握，以双手抓住孩子的肢体，用力，做反方向的快速进行揉搓，并且在上下方向，做往返移动的手法。

父母的双手用力要均匀，不要过于用力夹住孩子的肢体，动作要灵活，并且连贯，开始由慢到快，结束由快到慢。

## 摩法

父母用手掌的掌面或者食指、中指和无名指的指面放在经络穴位上，进行环形的和有节律的摩旋。

一般这种手法用于按摩前的引导和按摩后的放松。操作时在相应的穴位处，做回旋性的摩动，作用温和，比较舒适。

### 揉法

用指端或者是手掌的掌根，在相应的穴位处，进行顺时针或者是逆时针的旋转和揉动。

妈妈在进行操作时，指端或是掌根要紧贴孩子的皮肤，用力进行揉动，但是手法一定要温和，这种方法一般应用在有疼痛感的部位。

### 抖法

抖，是指抖动身体，抖法就是抖动身体的一种方法，比较适用于上肢，有着舒展筋骨的作用。

父母在进行操作时，握住孩子的肢体，以比较小幅度、频率高的力量做波浪式的抖动，一般以上下肢按摩作为结束手法。

### 擦法

运用手掌在相应的穴位进行直线式来回摩擦的手法。用力一定要适中，要紧贴皮肤。

### 叩法

运用手指或手掌叩打孩子的身体，一般用于四肢和腰部，快速并且用力较重的叩打可是肌肉兴奋，而轻而慢的叩打可使筋骨得到舒展。

以腕发力，由轻到重，可以由慢到快或者一阵快一阵慢交替进行，要灵巧协调。

### 拿法

拿，指的是拿捏，用拇指和食指、中指或者用拇指和另外四个指头对称用

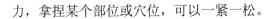

力，拿捏某个部位或穴位，可以一紧一松。

一定要迅速拿起肌肉组织后，稍等片刻再双手复原，拿捏时孩子应该感觉酸胀微痛，放松后感觉舒服，切记不可力道过大。

# 实施打通环节时，父母应遵循这些守则

在按摩时一定要注意一些事项和遵循一些原则。

## 居家按摩注意事项

父母在家里帮孩子进行按摩时，一些小细节要做好，这样可与让孩子更享受按摩的过程，避免不适状况的出现。

1.室内的温度一定要保持在不热不冷的程度，不能让孩子着凉，但也不可过热，否则会影响按摩的效果。

2.室内空气要流通，环境安静，最好可以摆放一些鲜花，让孩子放松，心情稳定。

3.在按摩之前，要将指甲进行修剪，并且磨得比较圆滑，一定要避免在按摩过程中划破孩子的皮肤。

4.双手不能过凉，在按摩前将双手搓热，避免引起孩子的不适。

## 按摩时应遵循的原则

1.按摩的顺序，主要有三种方法，一是先按摩主穴，后按摩配穴；二是先按摩配穴，后按摩主穴；三是先按摩头部和面部的穴位，依次向上肢、胸、腹、腰背、下肢等穴位进行按摩。

2.在按摩的过程中，向上为补，向下为泻，向里为补，向外为泻，顺时针为补，逆时针为泻，轻者为补，而重者为泻。心经、肝经、肺经适宜泻不适宜补，但是脾经、肾经适宜补不适宜泻。

3.给孩子进行按摩时力道要均匀，要循序渐进，比较重的手法一定要放在后面进行，一定要由轻到重，以孩子的皮肤微微发红为原则。

4.按摩时要密切注意，不要触到使孩子感到疼痛的地方。

5.给孩子按摩时，应该用爽身粉、润肤霜等有助于润滑皮肤的东西。

6.如果孩子有皮肤病、骨折和出血的部位，不可进行按摩。

7.爸爸妈妈千万不要在自己精神状态比较差的情况下给孩子进行按摩，帮助孩子按摩时一定要有良好的心情，并且保持耐心，如果父母的心情不好，会大大降低按摩的效果，会事倍功半。

8.按摩的时间应该根据孩子年龄的大小、体质的强弱和病情的轻重决定，按摩一次不适宜超过20分钟，通常每天按摩一次，如果是慢性病可以每隔一日按摩一次，高热等急性病可每日按摩2次。

9.如果孩子还处于发育的过程中，有的穴位，名称与成人相同，但是位置不同，例如攒竹穴。而有的穴位位置相同但名称不同，比如鱼尾和总筋。

## 可借助的辅助物质

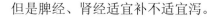

在帮助孩子进行按摩的时候，可以使用一些辅助的物质，例如爽身粉、鸡蛋清、生姜汁、葱白汁、薄荷水、白酒等。

爽身粉具有润滑皮肤的作用，一年四季都可以使用。

鸡蛋清具有清积导滞、清热除烦的功效，可以用于手足心热、消化不良和热性病等。

生姜汁，将生姜切碎捣烂，取汁用，适用于冬春季节，可以发汗解表、温中健胃，帮助消化，可用于呕吐以及腹泻腹痛，也可用于风寒感冒。

葱白汁可以用于轻度的风寒感冒。

薄荷水具有清头目、疏散风热的作用，可以用于风热感冒引起的头疼咽痛，但是如果孩子出了水痘，不适合使用。

白酒可以通络活血。

在帮助孩子按摩时，可以使用以上这些辅助的物品，使得按摩更加有效果。

按摩之后，在饮食上，不要吃过于油腻和辛辣的食物，吃清淡一点的食物，多吃蔬菜和水果。

# 认识专属孩子的特殊保健穴位

孩子全身的穴位有数百个，每个穴位的作用各不相同，把所有穴位的名称、位置、作用都记住有一定难度，父母不妨认识一些重要的特殊保健穴位，为孩子的健康保驾护航。

## 二马穴

二马穴属点性穴位。又名二马、上马、液门，在手背，第4、第5掌指关节后方，当两掌骨间凹陷中，即成人穴位中的中渚穴。被认为是补肾的穴位。对这个穴位的功能有两种说法，一是属性通水，能补肾阴；另一说法是因为是能补肾阳，所以二马穴大补元气，肾阴肾阳双补，双向调节。有个简单的取穴办法，用操作者的拇指腹部从小指与无名指的掌骨小头之间的位置缓慢向心方向推（推动时力稍为沉下去），推不动的地方就是二马穴。多用于肾虚所致的盗汗、虚烦、发育不良、口燥咽干、小便短赤、遗尿等。操作方法可揉，可掐。揉以中指或拇指，掐以拇指指甲。每次按摩5分钟左右。也可以补肾中水火，如小儿发育迟缓，精神不振，筋骨萎缩，可揉二马，多揉久揉。在临床中，对于一些孩子高热疹出不透或体质虚弱发热无汗，会采用用外劳宫、二马、推三关三组合先补益中气，升举阳气，再实施退热手法，退热效果很好。

## 内八卦穴

内八卦穴是小儿推拿穴位中一个神奇的穴位，因为这个穴位对两大系统的疾病都很有效果，一个是呼吸系统，一个是消化系统。现在的宝宝得病最多的也就是这两大系统的疾病。所以家长熟练使用这个穴位很重要。

### 内八卦定位法

**第一步：** 让宝宝把小拳头松松的握住，注意先找到中指握住的点，这个就是内劳宫穴，这个穴位在手背位置相对的就是外劳宫。

**第二步：** 定八卦中的离位，在内劳宫和中指根画一条直线，在这条直线的2/3处，注意，是靠近指根处就是离位，找到离位后家长用左手拇指按住宝宝的离位，因为在运内八卦的时候，一般都不会让离位受到按摩，主要是避免扰动心火，往往是另外一只手的拇指从这个手的拇指指甲上运过去。

**第三步：** 画内八卦圆，以内劳宫为圆心，以离位为直径，画一个圆圈，这个就是内八卦。

**第四步：** 定坎位，这个位置主要是决定了顺运还是逆运的方向，坎位就处在小天心（位于手掌根部，大鱼际与小鱼际相接处，有镇静安神的作用）的正上方，从坎位往小指这边运过来是逆运，从坎位往拇指那边运过去是顺运。

顺运内八卦和逆运内八卦都有助消化、顺气化痰止咳的作用。所不同的是，顺运内八卦气是上升的，偏温性，侧重于宽胸理气、行滞消食，主要用于消化系统疾病。因为顺运可以提升中气，所以对付腹泻、脱肛这种中气下陷的病症效果就特别好，但也因为顺运气上升，所以一般情况下不宜用于便秘和呕吐等症状，顺运内八卦与补脾经，揉板门，揉中脘配合使用，可以消腹胀，对食欲不振、消化不良的宝宝很有效。另外，顺运内八卦和清胃常联用，因为顺运内八卦气上升，清胃气下降，一升一降起到调理全身气机的作用，经常用于咳嗽和上吐下泻的症状。

逆运内八卦气是下降的，偏凉性。侧重于止咳平喘，和胃降逆止呕。无论是呼吸系统疾病还是消化系统疾病都用得比较多。因为胃气以降为顺，所以临床中逆运内八卦使用的频率要高于顺运内八卦，比如咳嗽和呕吐这种肺胃之气上逆之症，逆运效果就很好，但因为逆运是降气的，有通便的效果，所以对腹泻不宜。

逆运八卦还是治疗哮喘的必用穴，常和四横纹联用。张汉臣有个经典的健脾组方：补脾，逆运内八卦，四横纹。这里补脾气是上升的（脾主升），逆运内八卦气是下降的（胃主降），张汉臣认为单用补脾的话容易滞，加上逆运八卦和四横纹宽胸理气就有补而不滞的效果，临床效果不错，大家可以试试。

### 内八卦操作手法

1. 顺运：从乾卦到兑卦一般操作2～4分钟。

2. 逆运：从兑卦到乾卦一般操作2～4分钟。

3. 分运：从不同的部位运，有各自不同的作用。这个比较复杂，感兴趣的家长可以深入研究实践。

注意，一般情况下，多用宝宝的左手推拿，右手也可以，只是注意方向不要弄错。

## 四横纹、掌小横纹、四缝穴

四横纹在掌面第2～5指根部横纹处，即指与掌的交界处，属线性穴位。操作的时候是用拇指桡侧面来回推，用力重点集中在横纹处，主要功效是调中行气、消胀散结、止咳平喘。如果是脾虚腹胀（特征是腹胀多在午后开始，至第二日凌晨逐渐缓解），应先补脾经5～10分钟，再推四横纹。

掌小横纹位于掌面小指根纹下小横纹处。属点性穴位。操作时用揉法，用拇指螺纹面按住小横纹左右揉。主要功效是宣肃肺气，消肺炎，又能化痰涎，并有疏肝郁的作用。主治口疮、流口水、肺炎气管炎、百日咳等，一切痰雍咳喘皆有良效。掌小横纹还是治疗口疮的必用穴位，如患儿因口疮疼痛不能吮乳和吃东西时，先揉小天心5分钟，再揉本穴5分钟可散结热，对止口疮痛有效。

四横纹与掌小横纹在咳喘治疗中都是常用穴位，但四横纹侧重于治疗干咳少痰性的咳喘（比如虽然有痰，但很少且很难咳出，那就要通过增加行气的力量助痰咳出来，这种时候就要用到四横纹），但掌小横纹侧重于治疗痰多雍盛的咳喘（比如咳嗽时有很多痰吐出来，或者虽然因为孩子太小吐不出痰，但咳嗽时能听到肺部有湿性啰音，这种情况也要用掌小横纹）。无论是四横纹还是掌小横纹，在治疗咳喘时都经常与内八卦联用以增强止咳化痰之力。

四缝穴位于第2～5指掌面，从指尖数第2节横纹中央。可用来治疗疳积（厌食症），效果比较好的方法是四缝放血法，不过对于父母来说，放血这种方式多不敢轻易尝试，可以用掐法，掐四缝穴的效果也非常好，方法是从食指开始，视个体情况不同每指掐5～20下。在临床中还有个小经验，比如遇到孩子高热无汗，可以用点力掐四缝穴直至把孩子掐哭，又可发汗解表又可助消化，一举两得，大家可以试试。

## 六腑

六腑属线性穴位。具体位置有两种说法，一是认为位于前臂手太阳小肠经的路线（即是从小海穴到阳谷穴之间这条线），二是认为在前臂正尺侧。我个人经验倾向于前一种说法。因为心与小肠相表里，心属火，而手太阳小肠经位于手的阳面，属于阳中之阳，所以泻小肠经火就可以达到泻六腑火的目的。临床中退六腑后孩子的尿量增多，也能从侧面佐证六腑应该是位于前臂手太阳小肠经的路线（推拿时可以尝试两个位置兼顾）。六腑以通为顺，只有清法，没有补法，退六腑是离心方向推，这点切记不要搞错。曾经有一个孩子，他的妈妈推六腑方向推反了（本应离心推，而进行了向心推），结果导致孩子体温从38℃在很短时间内急升到40℃，该妈妈再用物理降温的方法也无济于事。因为六腑性大寒，一般医生都是建议高热39～40℃以上才考虑用。实际上只要是肠胃实热症（也就是中医上所说的阳明实热症，具体表现为大便秘结，口渴心烦，高热大汗或腹中胀满，狂噪，舌苔黄厚，脉沉实有力。或因胃肠热盛而致发斑，吐血，口齿咽喉肿痛等），不管发不发热，都要用到六腑效果才好。

说到六腑，那就不得不说一下清天河水，大家知道，推六腑和清天河水都是退热的要穴，但清天河水善于清卫分之热（也就是热病初起，热只是在表并没有入里，这种时候我们用清天河水解表热就退了）。在临床中，我发现发热时体温只要超过38.5℃，不用六腑就很难退热，可能是体温超过38.5℃的时候，有部分转为里热了（就是伴有阳明实热），这种时候单用清天河水效果往往不好，配上六腑时热就很容易退热。很多医师发热在38.5℃以上基本是必用六腑的，也说明单用清天河水对不少发热是无能为力的。

有一些家长对六腑有一种恐惧感，认为六腑大寒，不良反应会不会很大？会不会很伤阳气？其实父母不必担心，我一般在用六腑的时候，会配伍合理的穴位，这样就极少发现有什么不良反应。有一次，我遇到一个6岁的小男孩，发热到40.2℃，六腑我推了30分钟，配上二马10分钟，一次热退没留下任何后遗症。有个孩子患手足口病，来到我这，退热后我仍然配了六腑10分钟推了两次（配了二马和外劳宫等穴位），症状一天天见好直至痊愈。还有一些小经验，补脾与六腑配合有止汗功效（这个汗是阳明实热引发的汗，阴虚盗汗和阳虚自汗不宜用），外劳宫与六腑配合善治上热下寒症（有些孩子高热时常见到这种情况，即上身很烫，但脚发凉，那就要先揉外劳宫温暖下元，再退六腑即可退热），另外二马与六腑配合善治汗出不退的高热。对于素体阳虚的孩子高烧时要用六腑，往往会和上推三关配合以防六腑清法太过。

## 天河水

天河水属线性穴位，位于前臂正中从总筋到曲泽穴成一直线。天河水的推法有很多种，如小清天河水、推天河水、大推天河水、打马过天河、取天河水、引水上天河，可能很多家长都看得一头雾水，其实没必要搞得那么复杂，只需要记住清天河水和取天河水两种即可。清天河水从腕推到肘（即向心方向推），取天河水从肘推向腕（即离心方向推）。清天河水的主要功效是解表发汗退热透邪，取天河水的主要功效是滋阴降火止汗。所以一切无汗的发热及表证，都可以用清天河水，这也是我为什么风寒感冒也用清天河水的原因，因为风寒感冒也是一种表证，需要发汗。而一切内热症及由内热引起的自汗都可以用取天河水。

## 膊阳池

膊阳池属点性穴位，虽然是温性，但无论寒热皆可以用。这个穴位是治疗头痛及鼻塞的特效穴，和一窝风穴联用治疗风寒感冒初起的流清涕鼻塞头痛屡用屡效。位于一窝风穴直上2寸的地方，有个很简单的取穴办法：用操作者的拇指腹部先按住一窝风，然后从一窝风处缓慢往上推（推动时力稍为沉下去），推不动的地方就是膊阳池，初学者可以先在自己手上体验一下，然后和手指的宽度（2寸）做对比。给孩子取穴，就能更正确地取得穴位了。

## 外劳宫

外劳宫属点性穴位。外劳宫的准确位置是在中指和无名指的掌骨中间。外劳宫也有个很简单的取穴办法：用操作者的拇指指腹从中指的掌骨小头往手腕方向推，推动时（力稍为沉下去）拇指指腹往无名指方向偏一点，推不动的地方就是外劳宫，初学者可以先在自己手上体验一下，如果揉的位置对了有很明显的酸胀感。一窝风与外劳宫都有温阳散寒的功效，但一窝风侧重散一身之表寒（外寒），而外劳宫侧重于温脾化湿（也就是温里寒），温下元。所以如果遇到打喷流清涕或全身发冷，用一窝风效果就好过外劳宫；而如果是误食冷饮或风寒入里导致腹痛腹泻或者遇到高热时上身暖下肢冷的情况，那用外劳宫效果就好过一窝风。

## 三关穴

三关穴属线性穴位。三关穴是在前臂手太阴肺经的路线（也即是从太渊穴到尺泽穴这一段），三关的推法不同，其寒热属性不同，上推（即向心推）三关才是大温大热的，有培补元气、助气活血、温阳散寒、发汗解表的功效，下推（即离心推）三关则是大寒（和推六腑性质差不多）。三关穴治疗咳嗽的效果也非常不错，因为三关是位于前臂手太阴肺经的路线，而手太阴肺经上的穴位基本都有止咳的功效，推拿三关时同样也起到了疏通肺经的作用。对于寒咳，宜向心推，而对于热咳，宜离心推。有的医生可能会认为刮痧比推拿的效果更好，大家可以试试，同样对于寒咳，向心方向刮三关；对于热咳，离心方向刮三关，每次刮痧50～100下不等，咳时即刮，不咳不刮，双手都刮。

虽然一窝风和上推三关都有温阳散寒的功效，但一窝风侧重于表实症，而上推三关侧重于虚症。拿简单的风寒感冒来说吧，一个平时体质不错的孩子突然患上风寒，那适用一窝风。如果这孩子平时体质就不好，经常容易感冒，那除了配上一窝风，还得配合上推三关效果才好。因为上推三关大温大热，如果不是虚寒体质的孩子，不宜单用或推拿时间过长，否则会引起便秘甚至发热的情况。

## 脾经穴

脾经穴属线性穴位。在小儿拇指桡侧缘（外侧），赤白肉际处，由指尖到指根。补脾经是自指尖推向指根，用于虚证，健脾和胃、补血生肌。长推可以治疗食欲不振、消化不良、乳食积滞、腹泻、疳积、脱肛、黄疸、湿痰、虚喘咳嗽。

具体操作手法：父母用左手中指或无名指夹住小儿左手四指，再以拇指与中指捏住小儿拇指，用右手拇指蘸滑石粉（防止摩擦把宝宝皮肤擦痛）后，直推小儿脾经穴，从拇指指尖推向拇指指根，推50～100次，单方向直推，不宜来回推。此法具有健脾和胃的功能。

## 肾经穴

肾经穴属线性穴位，位于小指腹部。向心推补肾阴（相当于六味地黄丸），离心推补肾阳（相当于桂附地黄丸）。这就是为什么向心推肾经穴时间长了有的孩子会出现遗尿，因为补肾阴其实相当于服用六味地黄丸，偏凉性。如果孩子不是阴虚体质，很容易导致遗尿。而离心推肾经穴时间过长了有的孩子会出现半夜睡觉烦躁甚至发热，这是因为补肾阳相当于服用桂附地黄丸，偏温性。如果孩子不是阳虚体质，补肾阳会助心火。所以如果对自己家孩子体质判断不清楚，建议父母不要轻易动肾经穴。补肾基本都用二马代替。

## 胃穴和板门穴

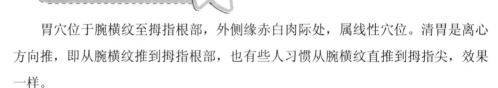

胃穴位于腕横纹至拇指根部，外侧缘赤白肉际处，属线性穴位。清胃是离心方向推，即从腕横纹推到拇指根部，也有些人习惯从腕横纹直推到拇指尖，效果一样。

板门穴位于拇指下，掌面大鱼际肌之中点。重按有酸麻感，属面性穴位。

胃穴和板门这两个穴位都属凉性，都有清胃热止呕吐的功效，所以很多人搞不懂在什么情况下应该用清胃，什么情况下应该用清板门，我的经验是清胃偏重于清利湿热、去胃火、降逆止呕，所以湿热症，还有像牙龈肿痛、口臭、急性扁桃体炎，实热便秘或伤食呕吐，用清胃效果好过板门。而清板门偏重于治疗胃阴虚、上吐下泻、腹痛和消化不良这些症状。当然有时候清胃和板门也常配合用，特别是腹痛和伤食呕吐，清胃和板门几乎都是必用的。

另外，清胃与六腑配合有清热解毒、活血消肿的功效。而板门和补肾水、涌泉配合可以治疗阴虚低热。独揉板门穴20～30分钟可以治疗消化不良、厌食症。

## 天门穴（攒竹穴）

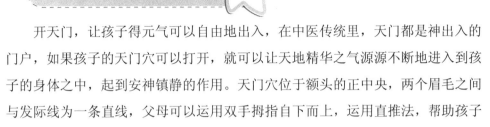

开天门，让孩子得元气可以自由地出入，在中医传统里，天门都是神出入的门户，如果孩子的天门穴可以打开，就可以让天地精华之气源源不断地进入到孩子的身体之中，起到安神镇静的作用。天门穴位于额头的正中央，两个眉毛之间与发际线为一条直线，父母可以运用双手拇指自下而上，运用直推法，帮助孩子镇静安神，醒脑止痛。

## 太阳穴

太阳穴是比较常用的一个穴位。孩子的脏腑娇嫩，肌肤也比较柔软，一不小心就会感冒，父母经常给孩子按摩太阳穴，会对感冒的病情有所帮助。太阳穴位于眉毛的末端和眼睛的末端连成一条直线的中点，父母可以用两手的拇指对太阳穴进行按揉，可以有效缓解孩子的感冒症状。

## 坎宫穴

坎宫穴位于自眉头起，沿着眉毛向眉梢成为一条直线，按摩坎宫穴时，可以使用分推法，即父母将两个拇指放在孩子的两个眉头上，然后沿着眉毛做分推，推的速度要慢，用力要强，可以醒脑明目，也适用于治疗头痛。

## 身柱穴

顾名思义，身，身体也；柱，支柱也。指督脉气血在此吸热后化为强劲饱满之状。位于人体背部，当后正中线上，现代常用于治疗支气管炎、支气管哮喘、肺炎、癫痫等。配心俞主治小儿风痫；配少海主治心悸、多梦。

## 天柱穴

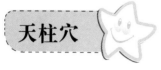

孩子的胃部很浅，很容易呕吐，婴儿会经常吐奶，给孩子经常按摩天柱穴便可以缓解这个症状。位于孩子颈后发际正中，在推天柱穴时，父母要从轻到重，慢慢地增加力度，按摩到孩子得皮肤微微发红，可以帮助孩子止吐，还有祛风散寒的作用。

## 天突穴

天突穴别称玉户、天瞿，位于颈部，当前正中线上，胸骨上窝中央。父母给孩子按摩天突穴可以使用按法进行按压，可以有效治疗一些孩子呼吸道的疾病。天突配定喘、膻中、丰隆，宣肺降气化痰，治哮喘；配内关、中脘，理气降逆和胃，治呃逆；配涌泉、内关，降气通络，治失语。

## 胃俞穴

胃俞穴为人体足太阳膀胱经常用穴，属水，具有化湿气、消滞、理气、和胃之功用。胃俞穴是胃气的保健穴，可增强人体后天之本。位于人体第12胸椎棘突下，旁开1.5寸处。主治脾胃虚弱、腹胀肠鸣、胃痛纳少、呕吐等症，这个穴位是理胃的最佳穴位。

小儿厌食时，按压胃俞穴，可和胃降逆，调节脾胃功能，有效改善小儿厌食症状。具体方法如下：以拇指或中指点揉胃俞穴10～50次即可。

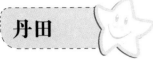

## 丹田

丹田是可以疏通孩子气息的汇通之地，位于孩子肚脐之下的2～3寸之间，父母可以采用揉法，运用手指或是手掌轻柔丹田，可有效地治疗孩子腹痛、腹泻等症状。

# 打通身体的关键枢纽，保孩子健康平安

打通孩子身体的关键枢纽，其实是指要打通孩子身体经络容易瘀阻的关键部位，一般多出现在臀部、足部、手部和头部。

## 臀部

臀部位于人体的中部，是经络气血运行的关键枢纽，是六条经络的总开关，也是连接人体上焦气血和下焦气血运行的桥梁。臀部受上焦和下焦经络的挤压，最易受寒、湿和血瘀。臀部里面是盆腔、肠道，上面连接带脉、腰椎、坐骨神经，前面是子宫、卵巢，下面连接肛门、阴道、腹股沟淋巴。经常对孩子臀部进行按摩，可以打通孩子的经络和一些穴位，使得上焦气血和下焦气血更好地得到关联。

## 足部

中医认为，足部与全身脏腑经络关系非常密切，人体的十二经脉中，就有6条经脉之根都在脚上。祖辈们穿千层底的布鞋，现代人却要穿皮鞋；祖辈脚下踩的是石子路，而今，我们的孩子喜欢走在柏油路上。殊不知，石子路面对足底经络刺激，有益经络畅通。正是平坦的柏油路和坚硬的皮鞋底，让现代的孩子深受其害。从满大街的按摩店折射出一种社会现象，浑身酸痛的人越来越多，主要源于经络不通，包括孩子。孩子身体的足部反射区，与经络联系密切，可以通过足部的一些疗法，帮助打通孩子身体的关键枢纽，保孩子健康平安。

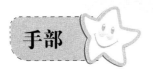

手部也是人体经络、穴位和反射区的集结地，在帮助孩子进行按摩时，孩子按摩最重要的5个关键经络全在孩子的五指上，孩子的五个手指头分别与脾、肝、心、肺、肾密切相连。推拿孩子的五个手指头就可以起到调理五脏的效果，拇指对应脾经，食指对应肝经，中指对应心经，无名指对应肺经，小指对应肾经。了解了对应关系，就要帮助孩子经常按摩，打通关键枢纽。通过手部反射区，对手部进行按摩，打通孩子身体的经络，使孩子全身血液流通通畅，新陈代谢机制正常运转，只有这样，孩子的身体才能健康地成长。

头部包含面颊、耳朵等反应区，许多经络从头部开始，头部有很多重要的穴位，父母可以让孩子平躺，运用指腹轻柔孩子的面部，可以促进面部的血液循环。耳朵的形状像一个倒置的胎儿，经常按摩孩子的耳郭，使其有胀热感，可以起到全身保健的作用。也可以让孩子闭着眼，用拇指在孩子的眼周进行揉按，并且进行按压，可以改善眼部的供血，还可以预防近视。

# 学会打通经络上的"交通黑点"

"交通黑点"主要指的是人体上一些不通的穴位，并且这些穴位与人体的健康关系密切。人体的经脉，经常受到外部各种风、寒、暑、湿、燥、火的侵略，严重影响着人体的健康。每条经脉都有它容易脆弱受阻的地方，主要是一些关键的穴位，比如督脉的腰阳关，就是督脉阳气上输出最容易堵塞的关口。许多人为什么总是容易腰酸背痛、腰酸膝软，无不与经脉的这"交通黑点"有关。所以，日常生活加强保健这些路段，对经脉和脏腑的保养就显得很重要了。经过我们长期的实践，发现这些经脉的"交通黑点"最容易发生酸痛结节、异常反应等。平时不觉有什么异常，一旦该经脉对应的脏腑有异常，这些地方一定会有反应。只不过开始时并不明显，要去摸它才发现。不妨针对症状先检查一下孩子的"交通黑点"。日常生活中最好习惯运用各种经络手法，随时疏通人体经络上的这些"交通黑点"。

孩子处于生长发育的关键时刻，身体各方面比较欣欣向荣，身体中的"交通黑点"也比较少，父母可以根据孩子的症状，寻找"交通黑点"。如果孩子厌食，就在胃经上寻找，可以逐步进行按摩，出现疼痛感，就是"交通黑点"。找到这些地方之后，要每日进行按摩，慢慢地就会产生效果，一定要持之以恒。

经络通则不痛，痛则不通。那么半通呢？半通往往就麻、痒、胀、不舒服。经络的这些异常反应点都可以称为阿是穴。阿是穴就是经络不通的最早警示信号。这个时候最好随时就去拍打、按摩，就像猴子一样经常挠挠抓抓，就能疏通经络，帮助孩子调养身体。

# 擦脸操，提高孩子免疫力

有不少体弱多病的孩子，经常不是发热感冒、就是困倦没精神，天天打针吃药，不能正常的玩耍或去学校。对于这样的孩子，爸爸妈妈可以在家经常给孩子做做擦脸操。

擦脸操，可以有效地提升孩子的免疫力，这是因为脸部存在比较多的穴位，例如百会、印堂、太阳、听宫、晴明、迎香、四白、鱼腰等穴位，通过对一些穴位的刺激，可以疏通人体的经络，从而达到提升孩子免疫力的效果。

爸爸妈妈给孩子做擦脸操的工具不是毛巾，而是家长的一双手，因为手是有温度的，可以让孩子觉得更加放松和舒服。

具体方法如下。

擦脸时，家长先要把手掌蘸湿，保持湿润。1岁内的孩子可以用温水，1岁以上的孩子可以用凉水，这样可以使肌肤经常适应冷刺激，使外邪不易入侵从而避免感冒发热。家长可以用两个手掌蘸凉水，用手指分别从孩子的嘴角处开始向上推到鼻根，再到额头，然后从耳前按摩下来，这样孩子的整张脸都按摩到了，可以刺激到迎香、晴明、印堂等很多重要穴位。用凉水擦脸时，为避免水太凉，家长只要把手掌蘸湿就可以了。家长给孩子整脸按摩3次以后，可以换一次凉水，每天早晚洗脸时，各擦5次，按摩15次。

爸爸妈妈给孩子做擦脸操时，要注意以下几方面。

1.做擦脸操之前，先把孩子的脸洗干净，并且涂上适合孩子肤质的润肤乳。

2.给孩子做擦脸操时，最好选择一个比较舒服和温暖的环境，这样擦脸操的功效可以得到提高。

3.爸爸妈妈要确保在孩子允许的情况下进行，并且最好可以保证孩子心情放松。一定不要在孩子不愿意的情况下进行。

4.如果孩子脸上存在伤口，可以等伤口好一些，再对孩子进行擦脸操。

5.爸爸妈妈一定要根据人体面部的重要穴位，对孩子进行擦脸操，这样擦脸操的功效会更好。

擦脸操简单易行，并不需要请教专业的医生，而且对孩子的身体没有任何不良的影响，是根据面部的穴位，对孩子的身体进行调养，爸爸妈妈可以放心地进行操作。

# 按耳穴，揉捏耳朵

在五官中，耳朵最不抢眼，但由于它是十二经脉皆通过的地方，故而经常按摩耳部能疏通经络、运行气血和调理脏腑，特别是可以缓解儿童肥胖和睡眠不好等症状。

如果把耳朵上的穴位用线连起来，很像一个倒置的胎儿，而人体的各部位在耳朵上都能找到相应的刺激点，比如耳垂相当于面部；正对耳孔开口处的凹陷为耳甲腔，此处对应胸腔器官；耳甲腔的上方凹陷叫耳甲艇，对应人的腹腔器官；耳郭的外周耳轮对应躯干四肢。一旦受到疾病侵犯，耳上的某个特定穴位就会产生预警信号。因此，当刺激某个耳穴时，就可以诊断和治疗体内相应部位的疾病，很多中医高手还可以通过观察耳部皮肤颜色的深浅变化，有无凹凸变形、脱屑、毛细血管是否充盈等现象来协助诊断疾病。

## 揉捏小耳朵，孩子更健康

在平时，父母可以随地取端坐位，将两手搓热，做好准备工作，帮助孩子按摩耳部。在给幼儿按摩时，力度一定要适中，以局部微红热为度。

1.拉耳垂：用两手的拇指和食指同时按摩耳垂，先将耳垂揉捏、搓热，然后向下拉耳垂15～20次，使之发热发烫。

2.按耳窝：按压耳甲腔15～20分钟，直至此处明显的发热和发烫，接着按压耳甲艇，来回摩擦按压15～20次。

3.拎耳屏：用食指、拇指提拉耳屏，自内向外提拉。手法由轻到重，牵拉的力量以不痛为限。每次3～5分钟。此法可治疗头痛、头昏、神经衰弱、耳鸣等疾病。

4.摩耳轮、提耳尖：用双手捏住双耳上部耳轮，拇指位于耳轮内侧，其余四指位于耳轮外侧，揉搓2～5分钟，再往上提揪，以耳部感到发热为止。

5.按摩耳根：用两手食指按摩两耳根前后各15次。

6.摇拉两耳：用两手拇指及食指摇拉两耳郭各15次，切记拉的时候不可过于用力。

7.弹击两耳：以中指弹击两耳15次。

8.引耳：以右手从头上拽左耳尖14次，即先将右手举过头顶，掌心向头侧，肘关节下弯，手绕过头顶，再用拇指和食指、中指捏住耳尖，三指用力轻轻地向上拉耳14次。而后，再换左手，方法同上。引耳通过牵拉耳部，可以调节和促进人体各系统生理功能，有益于增强体质，还能起到运动上肢关节的作用。

9.摩耳：双手掌摩擦发热后按摩两耳正面，再向上折按摩耳背面，反复10次。此法可疏通经络，对肾脏及全身脏器均有保健作用。还可以摩耳郭，以食指贴耳郭内层，拇指贴耳郭外层，相对捏揉，直至发热。

10.扫耳：用手把耳朵由后向前扫，可听到嚓嚓声。每次20～30下，每天数次。

耳部保健操做完后，两手向上按压双耳，上下来回推擦20～30次，以耳热为度。

以上操作手法，每次可以全用，也可有选择地运用其中几种。

## 做做耳朵保健操，孩子免疫力UP！UP！

如果孩子年龄比较大，可以让孩子自己做耳朵保健操，主要包括七节。

### 第一节 搓热双掌

动作：身体平坐，两脚自然平放于座前，双目微闭，呼吸自然，全身放松，然后双掌掌心相合进行搓掌，每搓一下为一拍，共做四个八拍。

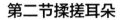

### 第二节 揉搓耳朵

动作：接前式，身体平坐，两脚自然平放于座前，双目微闭，呼吸自然，全身放松，然后双掌掌心分别捂着耳朵前后来回搓，每搓一下为一拍，共做四个八拍。

### 第三节 上拉耳朵

动作：接前式，身体平坐，两脚自然平放于座前，双目微闭，呼吸自然，全身放松，然后分别用双手拇指、食指夹捏耳朵上部向上提拉，每拉一下为一拍，共做四个八拍。

### 第四节 外拉耳朵

动作：接前式，身体平坐，两脚自然平放于座前，双目微闭，呼吸自然，全身放松，然后分别用双手拇指和食指夹捏耳朵中部向外提拉，每拉一下为一拍，共做四个八拍。

### 第五节 下拉耳朵

动作：接前式，身体平坐，两脚自然平放于座前，双目微闭，呼吸自然，全身放松，然后分别用双手拇指和食指夹捏耳朵下部（耳垂）向下拉，每拉一下为一拍，共做四个八拍。

### 第六节 前转耳垂

动作：接前式，身体平坐，两脚自然平放于座前，双目微闭，呼吸自然，全身放松，然后分别用双手拇指和食指夹捏耳朵下部（耳垂）向前顺时针方向做圆形转动，每拉转一圈为一拍，共做四个八拍。

### 第七节 后转耳垂

动作：接前式，身体平坐，两脚自然平放于座前，双目微闭，呼吸自然，全身放松，然后分别用双手拇指和食指夹捏耳朵下部（耳垂）向后逆时针方向做圆形转动，每拉转一圈为一拍，共做四个八拍。

### 第八节鸣天鼓

动作：接前式，身体平坐，两脚自然平放于座前，双目微闭，呼吸自然，全身放松，然后分别用双手掌心掩着双耳，拇指在耳朵下，四指在后脑部，用食指压在中指上，之后食指用力从中指上滑落下来弹击后脑部，每弹击一下为一拍，共做四个八拍。

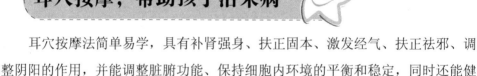

## 耳穴按摩，帮助孩子治未病

耳穴按摩法简单易学，具有补肾强身、扶正固本、激发经气、扶正祛邪、调整阴阳的作用，并能调整脏腑功能、保持细胞内环境的平衡和稳定，同时还能健脑、明目、健脾、聪耳。

刺激耳穴的主要方法有手法按摩、贴膏、压丸法。

手法按摩大部分家长都或多或少有所了解，但对于贴膏和压丸法可能比较陌生，取消炎解痛膏，这是小孩子常用的一种膏药，剪成直径为0.6厘米的圆形块，用镊子夹住贴敷在选用耳穴上。每次贴一侧耳穴，2～3天更换1次，10次为一个疗程。对于压丸法，可取王不留行1粒、0.7厘米×0.7厘米胶布一块，再用镊子夹起中间粘有压物的小方胶布，置于所选之穴区，并将其粘牢压紧。待各穴贴压完毕，即予以按压，直至耳郭发热潮红。

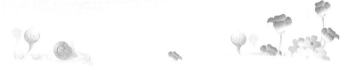

# 捏脊，通督脉

捏脊疗法以中医理论为指导，通过推、拿、提、捏等手法，作用于孩子的脊背部位，对其产生一定刺激，具有调阴阳、和脏腑、培元气、强身体、健脾胃、通经络、行气血等作用。该治法疗效确切，安全性好、父母比较容易接受。

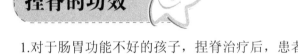

## 捏脊的功效

1.对于肠胃功能不好的孩子，捏脊治疗后，患者的胃液和胃蛋白酶增加，血清淀粉酶和尿淀粉酶活性回升，肠吸收功能改善，肠胃功能得到有效地加强。

2.捏脊手法刺激可以调节人体免疫系统功能，维持人体防御功能的平衡，可以有效地提高孩子的免疫力。

3.捏脊能促进大脑皮层植物神经功能，使消化液、消化酶分泌增加，活跃造血功能，调节机体酶活力，改善小肠的吸收功能。

4.调和气血，人体的气属阳，血属阴，捏脊可促进气血的运行，气行畅通，以达到平衡阴阳，脏腑功能协调良好，气血调和，使机体处于"阴平阳秘"的状态。

5.温肾助阳，捏脊通过提捏背部的督脉与膀胱经皮肤，在此处捏提，能调整脏腑功能，振奋阳气。重点提捏、点按膀胱俞、肾俞处，可以帮助增强肾功能，可以达到补肾的效果。

6.平衡阴阳，阴阳平衡遭到破坏是疾病发生的根本病机，推拿疗法能够平衡阴阳，起到预防和治疗疾病的作用。

## 捏脊具体操作

让孩子俯卧在床上或者垫子上，背部裸露，父母取适量滑石粉或者爽肤粉涂抹在裸露的背部，父母将双手的中指、无名指和小指握成半拳状，食指半屈，拇指伸直对准食指前半段，然后顶住孩子的皮肤，拇指、食指前移，提拿皮肉，同时向上捻动，自尾椎两旁（即脊柱两侧）双手交替向前推动至大椎穴（脖后突出位）两旁。每天睡前给孩子捏上3～5遍。家长一定要认真练习才能达到准确熟练的操作。需要注意如果孩子背部皮肤有疾患就应该禁用。

## 注意事项

为孩子进行捏脊时，要注意以下几个方面。

1.捏脊时要注意保暖，以免孩子着凉感冒。

2.如果孩子脊柱局部皮肤有破损，或患有疖肿、皮肤病的话，不适宜进行捏脊，待愈后再进行。

3.捏脊时，父母的手不能太凉，以免孩子感觉不适而拒绝配合。

4.在孩子饱餐及饭后均不宜立即施行，需休息2小时后再进行。

5.捏脊前，孩子的裸背部位应先涂些滑石粉或爽身粉，夏季将孩子背上的汗擦干，以减轻捏脊时手对皮肤的摩擦，避免皮肤损伤。

6.孩子皮肤娇嫩，捏脊时动作要轻柔和缓，切不可用力过猛。

7.治疗期间饮食宜清淡、易消化而富于营养之食物，禁忌生冷、辛辣刺激和油腻食物。

## 什么情况下不可施行捏脊

虽然捏脊疗法简单易行、安全可靠、疗效确切，适用病症广泛，相对来说比较安全，但当孩子出现以下情况应该禁用。

1.孩子背部有破损、水肿、红肿和炎症感染、骨折、开放性创伤，不要捏脊。

2.孩子患有紫癜、出血性疾病、严重心脏病、高热惊厥、严重肾病、结核等疾病，不能使用捏脊的方法。

3.孩子精神紧张、体质虚弱，或过度疲劳、饥饱过度，或者是孩子皮肤过于敏感均可以造成晕厥，表现为头晕、恶心、面色苍白、四肢冷汗出、心慌气促甚至晕厥时，应该立即停止操作。迅速将孩子平卧，掐人中、十宣等穴，口服温糖水，一般可很快恢复。

4.孩子皮肤娇嫩，易于抓破，可造成皮损或皮下出血，出现皮肤青紫、瘀点等现象，若皮肤抓破可局部消毒，外贴创可贴，愈后再继续治疗。

# 背后膀胱经揉捏或刮痧

膀胱经许多父母可能不是特别了解，对此我先给大家介绍一下膀胱经。它起于目内眦，经前额、头顶和后项，夹脊而下至臀、下肢、足等部位，几乎贯通全身的一条非常长的经脉，一共有67个穴位，其中有49个穴位分布在头面部、项背部和腰背部，18个穴位分布在下肢后面的正中线上和足的外侧部。首穴睛明，末穴至阴。

膀胱经，能使营养分布全身，并形成汗、尿等代谢产物排出体外，可见它掌控着气化尿液和汗液两条通道。另外，膀胱经直接连接脏腑，体内脏腑新陈代谢产生的浊气除了通过尿和汗排出体外，也能通过各自在膀胱经上的腧穴输注于体外，故膀胱经还是脏腑向外排浊气的有效通道，如果不通，就会出现脏腑功能失常，因而膀胱经也是最常用的按揉、刮痧排毒的施治部位，可以帮助打通膀胱经，化气行水，更好地帮助身体进行排泄，排泄的过程就是身体进行排毒的过程。爸爸妈妈知道膀胱经的重要性之后，要特别注意孩子的膀胱经，最好能够经常定期给孩子的膀胱经进行揉捏或刮痧。

## 背后膀胱经揉捏或刮痧具体操作

**背后膀胱经揉捏：**让孩子背躺在床上，让背部保持平整，父母运用食指或是手掌，用力均匀，由轻到重，进行揉捏背部膀胱经的主要穴位，也可以运用直推法，从上往下进行推按。

**背后膀胱经的刮痧：**首先让宝宝取坐位或者俯卧位，松解衣服，暴露颈背部及手部即将刮痧的皮肤，用热毛巾擦拭、清洁，再均匀地涂抹上清水或油剂润滑。然后家长用汤匙或铜钱等工具在宝宝颈部、背部脊柱两侧膀胱经处进行刮拭，以刮出出血点而不导致皮肤破损为度。也可以在清洁皮肤后在颈部、背部放一层薄布，然后用刮拭工具在布上刮拭。

# 注意事项

但在给宝宝刮痧的过程中也是需要注意的，其注意事项如下。

1.进行刮痧或揉捏时，一定保证孩子的背部没有任何伤口。

2.刮拭手法用力均匀，以宝宝能耐受为度，达到出痧为止。不可一味追求出痧而用重手法或延长刮痧时间。

3.刮痧后及时擦干皮肤，让宝宝穿好衣服，饮用温水并休息。

4.刮痧之后，孩子的背部可能会出现血迹或其他伤口，父母不要过度担心，可以等到伤口好了之后，再继续。

5.揉捏、刮痧治疗后为避免风寒之邪侵袭，须待皮肤毛孔闭合恢复原状后方可洗浴，一般4小时左右。

6.如果孩子处于过敏期，或有特殊疾病，不要进行膀胱经的揉捏或刮痧。

7.对于病情重、进展快的宝宝，应及时到医院就诊，不可单用刮痧疗法，以免延误病情。

8.膀胱经的揉捏或刮痧，比较专业，如果父母把握不准位置，最好询问专业医生。

# 按摩腹部

孩子的腹部非常娇嫩，但是也至关重要，妈妈经常按摩孩子的小肚肚，不仅可以解决很多孩子身体上的疾病，还可以通过抚摸增进母子之间的感情，增强孩子的安全感。

腹部，人体的12条经脉都会经过，经常帮助孩子按摩腹部，对孩子的身体益处多多，人的腹部是骨盆和胸部之间的连接部分。在解剖学上，腹部从胸底的横隔膜直到骨盆的真假骨盆界限。爸爸妈妈要正确区分腹部和肚子，千万不要认为按摩腹部，是按摩肚子。

现代医学认为，腹部按摩可增加腹肌和肠平滑肌的血流量，增强胃肠内壁肌的张力及淋巴功能，使胃肠等脏器的分泌活跃，从而加强对食物的消化、吸收和排泄，改善肠的蠕动功能。经常给孩子进行腹部按摩，有以下作用：一是促进孩子的胃肠蠕动，及时改善消化道的停滞状态、消除积食等症状；二是改善孩子腹腔血运情况，使缺氧得到改善，使得孩子腹部更加健康；三是调整孩子腹部淋巴系统，恢复其免疫功能，增强孩子的免疫力；四是充分调动腹腔内体液调节，调整消化系统，调节孩子的肠胃功能；五是具有通畅气机的枢纽功能，疏通孩子的经络，使得五脏六腑之间的功能更加协调。对于新生儿来说，腹部按摩可使新生儿胃肠蠕动增加，排泄功能增强。腹部按摩让胃泌素、胰岛素的分泌加强，使新生儿消化吸收功能增强，奶量摄入增加，总之，腹部按摩有利于孩子的健康、发育。

孩子食积发热，是当今儿科的一种常见病，此病热势多不太高，以低热为主，多伴有肚腹胀热、嗳气酸腐、烦躁不安、不思饮食、睡眠不安、不近衣被、大便不畅诸症，头部两侧热稍甚或腹部皮温稍高，夜间睡眠不安稳，易蹬被等症状。并且，孩子在夜间极易受凉，进而发展成外感发热或寒邪直中入里发展成寒性呕吐或泄泻。可以经常进行腹部按摩治疗。

## 分清补与泻，效果会更好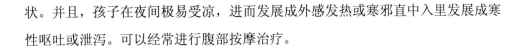

在进行腹部按摩之前，父母一定要了解清楚按摩手法和力度，因为按摩手法和力度的不同，效果也是不同的，甚至是完全相反的效果，比如中医认为向上轻揉按摩为补，向下重力按摩为泻；比如腹部摩腹，顺时针按摩为泻下，逆时针按摩为补，能增加肠胃的消化功能。如果是沿络按摩，顺经按摩能够促进胰岛素、胃泌素的分泌，从而促进糖原、蛋白质和脂肪的合成，可以生津活血、调和阴阳、滋阴清热、消除积滞，使相应的脏器功能发生变化，增加小肠吸入功能，减少腹泻次数量。反之，当逆经按摩中融入摩腹、足三里、补脾经以及脾俞等穴的按摩，这些可引起胃肠运动的增强，振奋人体阳气，气满则泻而引起肠蠕动，大便顺势而出，就可以解决便秘的问题。

## 掌握腹部按摩的方法

帮助孩子揉腹部之前，父母应该搓热双手手心和手指，这样按摩起来孩子更舒服。

父母两手以肚脐为中心，分别从腹部右下侧，经中上腹滑向左上腹，右手指腹再自右上腹，滑向右下腹，再自右下腹滑向右上腹，经左上腹滑向左下腹；左手指腹自右下腹经右上腹、左上腹滑向左下腹。

父母帮助孩子进行腹部按摩时，着力要轻柔，在肋间，改为手指揉动，胸部要重点在于揉胸骨，腹部重点在于揉肚脐周围。

# 孩子不适按摩方法

## 当孩子腹泻时

让孩子平躺，两手于身体两侧平伸，解开腰带，腹部铺上治疗巾，呼吸调匀，父母可以面对孩子右侧坐位，右手进行操作。

**摩擦法：** 在腹部皮肤上涂擦少许驱风油，以肚脐为圆心，以外腹部为按摩部位（把腹部均分为内外二个部分，内腹部主要是小肠部位，外腹部主要是大肠部位），逆时针方向摩擦腹部10～20分钟，摩擦力度以孩子能承受为度，每天早晚各1次，5～7天为一个疗程，可进行1～2个疗程。

**按压法：** 按摩部位同上，一手自然分开，用手指和手掌按逆时针方向依次按压10～20分钟，5～7天为一个疗程，可进行1～2个疗程。

## 当孩子厌食时

**摩擦法：** 父母先搓热手掌，在腹部皮肤上涂擦少许驱风油，以肚脐为圆心，以内部为按摩部位（把腹部均分为内外二个部分，内部主要是小肠部位，外部主要是大肠部位），顺时针方向按摩100～200次，掌揉腹部，揉得发热、局部皮肤潮红为佳，每天1次，5～7次为一个疗程，可进行1～2个疗程。

**按压法：** 按摩部位同上，一手自然分开，用手指和手掌按顺时针方向依次按压10～20分钟，5～7次为一个疗程，可进行1～2个疗程。

## 当孩子胃痛时

**推揉按摩：** 父母搓热两手，左手在下，右手在上，逆时针旋转按摩胃部100次；再右手在下，左手在上，顺时针按摩胃部100次，早晚各做一遍。

**指颤按摩：** 指颤按摩可以疏通气血郁滞，促进孩子胃肠蠕动，故对胃痛有良好的治疗作用。其具体方法是孩子胃痛发作时，可平躺于床上，腹部放松，父母的手指稍微弯曲并使指尖布于同一平面，轻贴于孩子腹部，上下颤动，颤动频率以3～4次/秒为宜，用力应均匀柔和。可以从上腹部开始，至脐部，来回往复移动，左右手可轮换交替进行。如此颤动10分钟，就可以听到肠鸣音，也就是听到从孩子的腹部传来的声音。即腹内的一些湿气已经排出，表明已达到治疗效果。

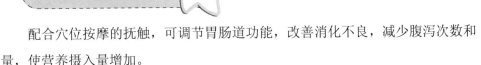

## 配合穴位按摩

配合穴位按摩的抚触，可调节胃肠道功能，改善消化不良，减少腹泻次数和量，使营养摄入量增加。

腹部按摩一些关键穴位。

1.揉中脘：用食指或掌根揉中脘穴5～10分钟。

2.揉天枢：用双拇指指端揉天枢穴50。

3.揉神阙：用掌心在肚脐处（神阙穴）轻揉20分钟左右。

## 注意事项

1.爸爸妈妈给孩子进行腹部按摩前要修整指甲、热水洗手，预先摘掉有碍操作的物品。

2.按摩时要和蔼细心，让孩子积极合作。

3.按摩的位置要安排得合适舒适而又便于操作，以卧姿为主。

4.按摩手法要轻重合适，随时观察孩子表情，使其有舒服感。

5.必须在孩子情绪稳定的情况下，饭后1～2小时，无风处按摩。

6.腹部按摩时间，每次以10～30分钟为宜，按摩次数以8～12次为一个疗程。

按摩腹部，可能刚开始效果并没有十分明显，但是如果可以持之以恒，坚持下去，孩子的免疫力会得到很大的提升，所以爸爸妈妈千万要有耐心，一直坚持下去。

# 按摩手掌

　　俗话说"手是第二大脑""手心是人体之窗"，为什么会这样说呢？其实，手掌是人体的经络、穴位、反射区集结地，按摩孩子的小手掌，其实是帮助孩子按摩了全身。我国传统医学认为"小儿百脉，汇于两掌"，即人体内存在着与内脏相连的12条经络，其中6条是以手指为出发点，通过经络使内脏与手掌密切相连。如果孩子的内脏有病，就可以通过经络把信息传到手掌，而对手掌的良性刺激，又可以通过经络传导治疗疾病。仅仅在手部就有99个穴位，按摩或按压这些穴位，就能疏通经络，就会获得巨大的力量，几乎可以治疗全身疾病，如果没有疾病，也可以起到防患于未然的作用和效果。

## 小儿手部推拿常用穴位

| | |
|---|---|
| 五经 | 拇指—脾经 |
| | 食指—肝经 |
| | 中指—心经 |
| | 无名指—肺经 |
| | 小指—肾经 |

| 几条线 | 手臂阴面靠中指那条线——天河水 |
| --- | --- |
| | 手臂阳面靠拇指那条线——三关 |
| | 手臂阴面靠小指那条线——六腑 |
| | 在掌心内劳宫四周——内八卦 |
| | 掌侧食、中、环、小指近节指间关节横纹处——四横纹（四缝穴） |
| 点状穴 | 手掌根部的中心，在大小鱼际中间——小天心 |
| | 在手掌大鱼际的平面——板门 |
| | 手掌心横纹中，仰掌握拳时中指尖所指处——劳宫穴 |
| | 掌后腕横纹中点——总筋 |
| | 手背部中指掌指关节两侧凹陷处——二扇门 |
| | 手背部无名指与小指掌指关节之间——上马 |

## 特效穴位按摩

**1.补脾土：** 将孩子的拇指屈曲，循拇指桡侧边缘由远端向掌根方向直推脾经200次，能健脾胃、补气血。对食欲不振、消化不良可与揉中脘、指揉脾俞、按揉足三里等穴合用。

2.清肝木：让孩子的食指伸直，父母由指端向指根方向直推肝经100次，能平肝泻火、息风镇惊、解郁除烦，可与清天河水、推涌泉等合用。肝经宜清而不宜补，若肝虚应补时，则需补后加清，或以补肾经代之，称为滋肾养肝法。

3.清心火：让孩子食指伸直，父母由指端向指根方向直推100次，能清热退心火，可与清天河水、清小肠等合用。本穴宜清不宜补，对心烦不安、睡卧露睛等症，需用补法时，可补后加清，或以补肾经代之。

4.补肺金：让孩子伸直无名指，父母向掌跟方向推无名指200次，能补益肺气，可与揉肺俞等合用。

5.补肾水：让孩子伸直小指，父母向掌跟方向推小指或者旋推小指200次，能补肾益髓，温养下元，可与揉肾俞、揉丹田等合用。

6.揉小天心：用拇指罗纹面着力，在宝宝小天心穴上轻轻按揉100～300次，具有畅通经络、通窍散结、安神镇惊、清热利尿明目等作用。可以用来治疗感冒发热、烦躁不安、惊风、抽搐、夜啼、一切眼疾、小便不利等，可与清心经、清小肠、清天河水等合用。

7.揉板门：就是揉孩子的手掌大鱼际150次。可以健脾和胃化滞，主治呕吐、腹泻、气促、气攻等症。可与补脾经、揉中脘、揉脾俞等合用。

8.推三关：用食指、中指自腕横纹推向肘横纹100～300次。坚持每天推，持续两个月。能益气行血、温阳散寒、发汗解表。

9.掐总筋：父母用拇指轻轻按掐孩子的腕横纹中间，另一手握住孩子的手指轻转腕关节，反复掐压2分钟。常用作清心火、止惊搐、畅四肢。

## 让孩子做做手掌小体操

父母还可以与孩子一起做一做按摩手掌小体操。

**准备工作：** 让孩子双手先紧握，然后放开，进行一下准备活动。

**搓手：** 双手对掌，五指相对，一前一后像洗手一样搓手（重点刺激五经穴和板门穴）。

**拍手：** 双手左右相对，垂直拍击，做类似欢迎动作（可重点叩击掌根部，刺激小天心穴）。

**摩手：** 双手对掌，像画圆圈一样旋转摩擦（重点刺激内八卦穴和内劳宫穴）。

**叉手：** 双手拇指、食指张开，对叉虎口；或双手十指张开，互相交叉于指缝间（重点刺激合谷穴和八邪穴）。

## 搓搓孩子的小手

父母平时没事的时候，可以多搓搓孩子的手，也能起到一定的保健作用。

### 准备活动

**第一步：** 妈妈先将宝宝的手掌打开，放到手心里揉擦20秒钟，再用拇指和食指抚摩他的手掌和手背。

**第二步：** 握住宝宝的手腕，将他的手指和拇指张开，轻轻地从手腕揉搓至手指，然后轻轻地拉扯每一根手指。

**第三步：** 用手掌横擦宝宝的手掌和手背，轻轻地抖动手腕，使其放松。

### 搓手步骤

**第一步：** 梳理手心。在宝宝手心上涂一层润肤油，妈妈用手指的指甲部分梳理宝宝的手心。先上下梳，再左右梳，最后分别按照顺时针和逆时针方向梳1圈。

**第二步：** 推摩手背。宝宝手心向下，妈妈用双手中指和无名指夹住宝宝的手，双手拇指的指腹水平置于手背，向指尖方向推动。推动的同时可以对宝宝说"一下，再一下"，吸引宝宝注意。

第三步：轻弹手指。妈妈用拇指、食指和中指的指腹握住宝宝的手指，依次进行圆周揉动，从指根一直揉至指尖，然后快速轻弹每个手指的指尖。

# 按摩小脚丫

俗话说，脚是人体的第二心脏，身体出现的很多状况都跟脚息息相关，宝宝的小脚丫也是如此。孩子的小脚丫，其实遍布着很多的穴位，孩子的五脏六腑在小脚丫上都有对应的反射区，特别神奇，并且这些反射区可以反映一些疾病的生理信息。按摩孩子的小脚丫，可以促进孩子身体及神经系统的发育，帮助孩子更好地成长和发育，解决孩子在健康上的一些问题，有效舒缓宝宝身体上的不适感。另外，妈妈可以通过这种同宝宝的身体接触交流情感，培养感情，增进宝宝对环境的适应力。

## 穴位及反射区按摩

1.用拇指轻轻按压肾脏反射区，重复3次；接着从肾脏反射区向输尿管反射区方向反复按摩3～4次；再用拇指在膀胱反射区揉按4秒；最后从膀胱反射区向尿道反射区方向反复按摩3～4次。可促进新陈代谢，排除体内沉积物，还强化免疫力，增强宝宝的抵抗力。

2.先用拇指在蹞趾的头部反射区，圆周方向反复按摩3～4次；接着用力按摩前额反射区较集中的蹞趾尖；然后用手指抓住蹞趾尖轻轻旋转。同法旋转其他脚趾，可促进大脑发育。

3.先用拇指按摩蹞趾中间部位脑垂体反射区，重复3次，可促进成长激素的分泌；接着用拇指沿"L"形按摩蹞趾下方的甲状腺反射区，可促进新陈代谢和内分泌；最后用拇指旋转按摩脚跟正中央的生殖反射区，可促进内分泌。

4.昆仑与太溪联动，首先找到穴位，昆仑穴位于外踝尖与跟腱之间的凹陷中；太溪穴位于内踝尖与跟腱之间的凹陷中，与昆仑穴相对。孩子取坐位，父母用拇指、食指一起挤压昆仑与太溪。按摩时间为1分钟。可补益脾胃，补肾壮腰、滋阴养血。有助于骨骼、脑髓、头发、耳聪、牙齿等的形成，同时还可帮助孩子爬行快、走路稳。

5.首先取穴足三里，足三里位于外膝眼下3寸，距离胫骨前缘一横指。父母以拇指螺纹面按揉孩子的足三里2分钟，揉的速度一定要慢。足三里是阳明胃经上的穴位，有长寿穴之称。按摩足三里具有调节机体免疫力、增强抗病能力、补益脾胃、健脾利湿、养气血、扶正祛邪的功效。经常按揉，能够促进生长发育和增强抵抗疾病的能力。

6.把孩子的脚跷起来，脚趾往里弯曲，前脚掌处第2、第3趾缝纹头端与足跟连线的前三分之一处就会出现一个凹陷的"窝"，这个"窝"底，就是涌泉穴。每天晚上睡觉之前用热水给孩子泡脚约15分钟，然后用一只手的拇指按揉另一只脚脚心位置的涌泉穴，次数为36次，之后换另一只脚进行同样的按摩。涌泉穴是肾经的重要穴位，肾气像泉水一样由此穴涌出，按摩涌泉穴，能够补肾壮阳，为大脑活动提供充足的动力，所以有益于提高智力。

## 小脚丫按摩的注意事项

给孩子按摩之前，爸爸妈妈应该注意以下几个方面。

1.整个按摩过程应控制在10分钟以内，最好不要超过10分钟。

2.爸爸妈妈在帮助孩子进行按摩之前，最好可以往孩子的脚上涂一些适合孩子的润肤乳。

3.爸爸妈妈帮助孩子进行脚底按摩，孩子会感觉到瘙痒，会发生抽离现象，这属于正常情况。

# 给孩子来个足底按摩吧

爸爸妈妈给孩子的小脚丫进行按摩，可以直接按一些关键的穴位，也可以按照适当的顺序进行按摩，脚底按摩对孩子来说也是一项相当舒服的享受，按照一定的顺序，孩子会更加喜欢。

**第一步：**先从孩子脚心开始，父母用双手拇指往外抚摸，压过太阳神经丛的位置，可以使孩子放轻松、释放出紧张情绪，也会加深孩子的呼吸，有助于食物的消化。

**第二步：**轻揉脚跟内外部，一手抓住孩子的脚趾，另一手轻轻搓揉孩子脚跟的内外侧，有助于孩子臀部与腹部的压力释放，对于消除孩子胀气问题特别有效。

**第三步：**从孩子的脚跟轻按至蹋趾，用指头从孩子的脚跟到蹋趾轻按或画小圆圈，然后沿着脚背推过去再推过来，重复2～3次，可松弛孩子的神经系统。

**第四步：**脚趾与脚掌相接点，在脚趾与脚掌相接处画小圆圈，而且要从小趾往蹋趾按，然后从头再按一次即可，孩子鼻腔不适时按摩此处，可改善症状。

**第五步：**按摩脚趾，你可以哼唱一首孩子熟悉的歌曲或者放一些可以让孩子放松的歌曲、轻音乐等，并将手指在孩子的脚趾上绕圈圈，一次即可，对于孩子的耳朵、眼睛、神经、骨骼与牙齿不适症的舒缓都会有所帮助。

**第六步：**脚背、脚趾加脚踝，首先先按摩脚背，再从孩子的脚趾按向脚踝，让孩子张开脚趾后，再按摩脚底，从脚趾处平顺地按向脚掌心。一脚结束之后，可换另一只脚，促进孩子肌肉的运动，让体内温暖的新血来到脚部这个区域。

## 给孩子做一做足部按摩操

除了按摩穴位和按照一定的顺序之外，父母还可以带领孩子，做一做足部的按摩操。

**第一步**：摇一摇小脚丫，可以让孩子自己决定先是左脚还是右脚，只要按照顺时针和逆时针各转四圈就可以完成。

**第二步**：让孩子的小手和小脚对着，用力搓一搓，向下搓，反复2遍。

**第三步**：刮刮脚心，父母运用手指，帮助孩子刮刮脚心，会产生痒的感觉，不过刮刮脚心，可以让孩子吃饭更香。

**第四步**：小手打小脚，轻轻敲打脚后跟，反复2次，这样有利于孩子生长发育。

**按摩孩子的小脚丫**：在家就可以进行行动，爸爸妈妈可以快点行动起来吧！

# 当孩子身体不适时

孩子各脏腑器官都还没有发育成熟，身体还处在成长过程中，免疫防御体系还没有完全建立起来，因此很容易受到病毒细菌的侵害，导致身体出现不适状况，生病可以说是孩子在婴幼儿时期最常遇到的一件事情，那么，当孩子出现身体不适时，父母应该怎么做呢？吃药、打针，还是调理？其实我的建议是，病情不是很严重的话，父母不妨给孩子尝试一下经络疗法，也可能会获得不错的疗效。

## 发热

小宝宝如果发热，可能会有很多不舒服的症状，如脸红、咳嗽、全身倦怠无力、酸痛、头晕、头痛、呕吐、腹痛、嗜睡、活动力差、食欲不振、吵闹、不安、哭泣等，让父母感到很心疼。不过，也有些宝宝发热时并无任何异状，有的宝宝发热会被长辈误认为是在长牙，而遭到忽略。

一般情况下，如果宝宝的体温不超过38.5℃，我不建议吃退热药，可以多给宝宝喂水，增加宝宝的尿量，促进宝宝体内毒素的排出。同时可以通过经络按摩帮助孩子退热。但如果宝宝体温长时间超过38.5℃，就一定要立刻送到医院进行治疗，以免耽误病情。

下面我介绍几种退热的按摩方法，父母在孩子刚刚开始发热时可以试一下。

1.开天门：让孩子取坐位或者仰躺位，在孩子的两眉中间至前发际呈直线处，妈妈用两手拇指自下而上交替直推，连续推50次。注意用力宜柔和均匀，推动时要有节律，频率为每分钟200～300次。

2.退六腑：父母用拇指指腹或食指、中指指腹，从孩子的前臂尺侧（小指侧），自肘关节推至腕横纹，注意呈一条直线推。连续推100～200次。注意用力宜柔和均匀，推动时要有节律，频率每分钟200～300次。推的方向是从肘到腕。

3.清天河水：握住孩子的手，掌心向上，露出手臂，妈妈用右手食指、中指，自孩子前臂内侧腕部向肘部快速地推，手指上可以蘸点润滑粉或油，这样推的速度会更快，最好一分钟能达到200～300下。

4.清肺经：妈妈左手握住孩子的一只小手，用右手拇指和食指夹住孩子的无名指，妈妈的拇指从孩子的无名指指尖往指根匀速推，连续推200～300下，同样的可以蘸一些润滑物质，这样会更顺滑一点，不损伤孩子皮肤。

5.推脊柱：可以拿个小毛巾包住食指和中指，蘸温水（或者直接蘸爽身粉，也可以是其他润滑物质），让孩子俯卧在床上或者垫子上，沿着孩子的脊柱，自上而下反复推，连续推200下。当然，也可以采用捏脊的方法。

6.按压足三里：让孩子取坐位，妈妈用拇指指腹匀速按足三里1～2分钟。

7.按压涌泉：让孩子取坐位或者仰躺位，妈妈用拇指指腹按压孩子脚心偏上即涌泉穴的位置，匀速按1～2分钟。

## 感冒

孩子感冒病情较轻时，可能会流清涕、鼻子不通、打喷嚏、流眼泪、轻微咳嗽或咽部不适，一般三四天就可痊愈。如果鼻咽感染，宝宝会有一周左右的发热期，扁桃体会发炎，也可能出现呕吐、腹泻等症状。病情较重时，宝宝会有39～40℃的高热，感觉到寒冷、头疼、浑身无力、不想吃饭、睡不安稳。

1.开天门：一般用两手拇指交替从两眉中点向上推至前发际，推24次或3～5分钟。"开天门"是推拿的起式，小儿出现各种不适，都可以先做开天门，有天人相应之意。此手法可以开经络、活气血、调阴阳；同时还有祛风解表、醒脑明目的功效，可与其他穴位配伍治疗风寒、风热感冒，缓解外感风邪所致的恶风发热、头痛、身痛等症状。

2.推坎宫：从眉心到两侧眉梢所成的横线为坎宫。具体推法为用两拇指指腹从眉心向两侧眉梢分向推动30～50次。此法可疏风解表、止头痛、醒脑明目，适用于风寒感冒，有恶寒发热、无汗、身痛、头痛等症状者。

3.揉迎香：宝宝躺下后，在其鼻上涂一点按摩用品。然后用左右两食指指腹，在宝宝的鼻翼两边轻轻揉动，次数为20次，具通鼻之效。

4.揉太阳：两眉后凹陷处为太阳穴，可用两手拇指或中指指尖在眉后凹陷处揉动30～50次。此手法可疏风解表、止头痛、清热明目，适用于外感发热，有头痛、目赤肿痛、视物不清等症状者。

5.揉耳后高骨：可用两拇指或两中指指尖在耳后乳突（隆起的高骨）下方的凹陷处按揉30～50下。此手法可疏风解表、镇惊除烦，可以治疗风热感冒引起的头痛、头晕、高热惊厥等症状。

6.揉膻中：宝宝躺卧在大浴巾上，在其心口位置涂上一些按摩用品并加以轻揉。然后以中指在宝宝心口位置轻揉50～100次，或以双手拇指在相同位置向左右两边推50～100次。这有减少咳嗽的功效。

7.揉丰隆：先让宝宝平躺在浴巾上，在其小腿上涂上按摩用品。然后在宝宝小腿中间偏外侧位置轻揉50～100次，若经常做，同样具去痰作用。

8.清天河水：天河水的位置在前臂正中，自掌后腕横纹中点至肘窝成一直线。操作时，可以让孩子取坐位或仰卧位，家长用一手握住孩子四指，使掌面与前臂掌侧向上，另一手食指、中指罗纹面并拢，蘸水自手掌内劳宫穴经掌后腕横纹中点至肘窝止，呈单方向推100～200次。

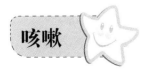

## 咳嗽

孩子咳嗽了，父母很担心，常买各种咳嗽药给孩子喝，这样是不对的，因为咳嗽有很多种，比如风热咳嗽、风寒咳嗽、阴虚燥咳、痰湿内阻等，对症施治才能更有效，否则反而会加重病情。

以我的经验，父母可以参见下表。

| 咳嗽类型 | 表现症状 | 施治原则 | 按摩方法 |
|---|---|---|---|
| 风热咳嗽 | 出现面红耳赤、口唇干红、咳嗽频繁、咳声尖锐、鼻流黄涕、发热有汗、舌质红、舌苔黄腻等 | 可清热解表、疏风散热、止咳化痰 | 1.直推天门穴24次 2.从两眉中间至前发际部位，呈一条直线 3.逆运太阳穴（逆时针揉太阳穴，太阳穴位于眉梢与眼外角中间向后的洼陷中）20次 4.揉肺俞（第3胸椎棘突下左右俞线上）50次 |
| 风寒咳嗽 | 有明显着凉病史，表现出面色发白、寒战怕冷无汗、阵阵咳嗽、咳声重浊及痰涎清稀。白色泡沫痰可使鼻塞不通气，伴有流清水鼻涕；有的还会出现发热、口唇淡红、舌苔白 | 疏风散寒、开腠发汗、宣肺降气、化痰止咳 | 1.推坎宫50次（面部两条眉毛之上，自眉头至眉梢呈一条直线） 2.推天门20次；推檀中胸部两个乳头的连线之中20~50次 |
| 阴虚燥咳 | 多见于平素体弱多病或没有及时治疗的孩子，往往咳嗽时间较长，经久不愈，咳嗽声音低微、气短息弱、精神倦怠喜卧、口唇淡白，手足心热 | 可补气养肺，敛肺止咳、补肾纳气、固本培元、增强体质 | 1.揉肺俞（食指第一指节横纹）30~50次 2.推脾土50次 3.顺运内八卦（顺时针揉内八卦穴，内八卦穴在手掌面，以掌心为圆心，至中指根横纹约2/3处为半径画圆） |
| 痰湿内阻 | 多见病久未愈的孩子，或喜食肥甘厚味的肥胖孩子。他们往往咳嗽频作，痰涎较多、喉中痰鸣，痰液清稀或吐泡沫样痰，伴舌质淡、舌苔白腻、食欲不振等不适 | 可健脾化湿、宣肺止咳、益脾健运，化痰止咳 | 1.推四横纹3~5遍（掌面食、中、无名、小指节横纹） 2.揉足三里100次（膝关节髌骨下，外膝眼直下四横指处） |

# 腹胀、消化不良

孩子小肚子鼓鼓的，按一下感觉有点硬，尤其是上腹部，按一按有疼痛感，而且吃饭也没什么胃口，大便中出现未消化的食物，这些都可以说明孩子出现腹胀和消化不良了。我在这里介绍几招改善这种症状的按摩方法，父母给孩子按一按，可以有助于改善孩子的不适感。

1.按揉新设：新设穴在孩子的足部第3、第4足趾缝间。妈妈可以用拇指指腹轻柔点按该穴1分钟。能够补益脾胃，补肾壮腰，滋阴养血，促进消化，是治疗腹胀的要穴。

2.按揉推四横纹：四横纹穴位于手掌面食指、中指、无名指、小指的第一指间关节横纹处。操作时，妈妈左手握住孩子的手指，用右手食指或中指指端分别按揉四横纹穴2～3分钟；也可推四横纹穴，将孩子的四指并拢，妈妈用右手拇指自小儿的食指横纹处推向小指横纹，推50～100次。具有调中行气、和气血、除胀满的作用。

3.按揉推板门：板门穴位于手掌大鱼际处。操作时，妈妈左手握住孩子的手指，用右手拇指蘸滑石粉，按揉板门穴。按揉时，顺、逆时针皆可；也可使用推法，由拇指指根推向腕横纹可止泻，由腕横纹推向拇指指根能止呕，来回推可调整脾胃功能。按揉2～3分钟，推50～100次。

4.推脾经穴：脾经穴在孩子拇指桡侧面。操作时，妈妈左手中指或无名指夹住孩子的左手四指，再以拇指与中指捏住孩子的拇指，用右手拇指蘸滑石粉后，直推孩子的脾经穴，从拇指指尖推向拇指根，推50～100次，单方向直推，不宜来回推。具有健脾和胃的作用。

5.腹部按摩：让孩子取平卧位，妈妈用右手四指或手掌，在孩子腹部，以脐为中心，做圆周运动。顺大肠方向为泻，适宜大便偏干者；逆大肠方向为补，适宜大便偏稀者；一般多选择顺、逆各半，按摩50～100次。操作时，手法不宜过重，应轻重适宜；妈妈的手不宜过凉，应温暖。此法具有调脾和胃的作用。

# 腹泻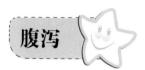

通常除了留意大便的次数外，还要注意观察便便的形态，如果便便的次数比平时多，质地比平时稀薄，甚至出现水样便，像是从屁股里喷射出来一样。这些可能就是孩子腹泻的症状，通常还会伴有不爱吃饭、肚子胀痛等肠胃不适症状。多事由于喂养不当，如进食过多、过少、过热、过凉或突然改变食物品种等引起。

学学这些按摩法，能帮你解决孩子的腹泻康小麻烦。

1. 补脾土：在孩子拇指的桡侧，妈妈用手指从孩子的指尖推向指根。连续推300下。但要注意，脾不能用泻的手法，或者严谨一点儿说，不可能用单独的泻法，否则就更弱了，它只能受补或者平补平泻。

2. 补大肠：妈妈用拇指蘸点儿温水，在孩子食指的桡侧从指尖往指根推300下。通过这个手法补大肠，让大肠固涩一些。

3. 清小肠：小肠经在小指的桡侧。妈妈用拇指蘸点儿温水，在孩子的小指桡侧从指根推向指尖300下。能促使小肠分辨清浊，清物吸收，浊物排出。

4. 揉肚脐：妈妈把手搓热，把掌心劳宫穴搁在孩子肚脐上，轻轻地揉。也可以拿一片姜，也用手搓热，搁在肚脐上，用摩法来推揉。所谓的摩法就是用手带动这块位置，顺时针揉100～150下。

5. 推上七节骨：上七节骨是从长强到命门，妈妈慢慢用两只手的食指和中指并拢，横向放在孩子的命门处，从下往上推100～300下。

6. 弹止泻点：在孩子双脚的脚后跟中间偏里侧赤白肉际处找到痛点，用食指各弹18下，然后用搓热的手心给孩子敷肛门。这样做了以后，腹泻的孩子顶多再拉一次就不拉了，这个痛点就叫止泻点。

# 便秘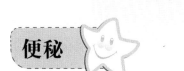

孩子便秘了，好几天不排便，每次排便都很困难，大便很干很硬，便前有腹痛、腹胀的感觉，怎么办？父母没事时可以多帮孩子做做按摩，缓解便秘。

**1.按揉肚脐：**家长可以把手心搓热后，放到孩子的肚脐处轻轻按摩，顺时针、逆时针各转2～3分钟，一天两次。按摩可以刺激宝宝的肠道蠕动，进而促进排便，并利于食物的消化和吸收。

**2.I LOVE YOU按摩法：**孩子仰躺在床上或者垫子上，家长用手指在孩子腹上，依次画"I""L"以及倒"U"字。重复按摩的同时说"I Love You"，不但孩子会很喜欢的，而且还可以去火，改善因为孩子火气大导致的便秘。

**3.揉龟尾：**用手顶住宝宝尾骨最下端，力度适中的往上按揉，连续按揉1分钟。这是一个具有双向调整作用的智能穴，便秘的时候按揉这个穴位能通便，腹泻时按摩这个穴位能止泻。

**4.按揉膊阳池：**膊阳池在腕背横纹上约三指中间处，妈妈用拇指旋转按揉1～2分钟，可双侧对称同时进行，力度要稍大，进行强刺激，本穴是治疗便秘的主穴，按摩此穴位可以通大便。

**5.酒贴敷肚脐：**每次取大黄粉10克，用适量白酒调成糊状，敷在脐部，纱布敷盖固定。再用热水袋温敷10分钟左右，每日换药1次。

# 湿疹

当孩子的面部、臀部出现大小不等的红色丘疹或斑疹，且遇到水、汗往往症状会加重，此种情况可诊断为湿疹。

家长让孩子取俯卧位，以拇指、食指、中指三指捏拿膈俞穴（后背中线旁开两指，水平位置在腋窝稍上一点）处的肌肉10～20次。然后按揉脾俞穴（后背中线旁开两指，水平位置在背部当中）、胃俞穴（脾俞穴向下一公分处）、三焦俞穴（胃俞穴向下一公分处）穴各1分钟。最后让孩子取平躺位，用拇指掐揉足三里穴（外膝眼下四横指）、三阴交穴（小腿内侧，足内踝上缘三指宽）各20次，掐血海穴（位于人体的大腿内侧，从膝盖骨内侧的上角，上面约三指宽筋肉的沟）50次。

怎样判断孩子是否过敏？可以从五个方面来进行查看和诊断。

第一，如果孩子的身上出现皮肤发痒、干燥、眼皮肿胀、嘴唇肿胀的现象，同时还有可能会伴有红肿干屑、水疱等症状。偶尔还可能会出现胸部麻木、肿胀和紧绷的情况。

第二，孩子的眼睑或者是口角出现了暂时性的、大小不一的、颜色淡红或者是苍白的隆起、清楚的红斑、丘疹、丘疱疹，还会出现局部的瘙痒，也是皮肤过敏的症状之一。

第三，如果有发痒、打喷嚏、流清鼻涕、鼻塞、眼泪汪汪、支气管炎、久咳不愈、胸部发出声响、气喘、气道阻塞等类似感冒的症状，也有可能是皮肤过敏。

第四，如果出现了肚子痛、肚子胀气、感到恶心、想吐、黏液状腹泻、便秘并带有血丝等方面的情况，这种症状虽然很像消化不良，但也有可能是因为过敏了引起的。

第五，如果孩子表现的和平常不太一样，总是显得比较暴躁、晚上容易醒过来、头痛、精力旺盛、体重减轻等情况，也是过敏的一种症状。

当发现孩子出现过程症状时，家长可以先试一试穴位按摩，效果也很不错。

1.按揉曲池：曲池穴位于肘横纹外侧端，屈肘，当尺泽穴与肱骨外上髁连线中点。即在手肘关节弯曲凹陷处。妈妈将拇指指腹放在孩子的曲池穴，其余四指放在肘后侧，拇指适当用力按揉0.5～1分钟，以有酸胀感为佳。具有疏散风热、泻热却邪、通腑排毒之功效，为治疗皮肤病的第一要穴。如与血海穴相配，可养血活血、滋阴润燥、祛风止痒。

**2.掐揉合谷：** 合谷穴位于第1、第2掌骨之间，在第2掌骨的中点，桡侧边缘边。也可以用另一只手的拇指关节横纹正对虎口边，拇指屈曲按下，指尖所指处就是合谷。妈妈可以用拇指指尖掐揉孩子的合谷约1分钟。能镇静止痛、通经活络、清热解表。

**3.按压迎香：** 迎香穴在鼻翼外缘中点旁，妈妈屈拇指，用拇指的指间关节按压孩子的穴位，以产生酸胀感为宜，鼻酸流泪，效果更佳。每日2～3次为宜。有宣发肺气、开通鼻窍、疏散外邪的作用，是过敏性疾病最常用的穴位，尤其对过敏性鼻炎效果最佳。

**4.摩擦肺俞：** 肺俞穴位于背部第三胸椎棘突下，督脉旁开1.5寸处。妈妈用手掌来回摩擦孩子的穴位，以透热为度，每日1~2次为宜，有调理肺气、散寒祛风、止咳平喘的功效。过敏体质的孩子大都与肺功能失常尤其是肺气虚相关。本穴为肺脏经气输注之处，经常按摩可改善过敏体质。

**5.按揉天突：** 天突穴在胸骨上窝中央，让孩子取坐位或仰卧位，妈妈用拇指指腹在孩子天突穴向胸骨柄方向缓慢均匀用力按揉，使局部产生酸麻感觉1～2分钟，再诱导孩子做吞咽动作，以加强指压的感觉，然后用轻揉法放松，重复3～5遍。按摩这个穴位可以缓解咳嗽、气喘、咽喉肿痛等症状。

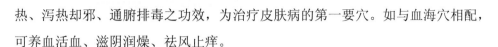

## 遗尿

遗尿是指3岁以上的孩子睡觉时，不随意的将小便尿在床上的病症，俗称"尿床"。由于各种原因引起的大脑皮质功能紊乱，而造成膀胱随意性排尿功能失调，就会导致遗尿病症的发生。中医认为本病的发生，多由于孩子体质虚弱和习惯不良所致，主要与肾、膀胱有关。临床表现主要是在睡眠中不自主的排尿，轻者数夜遗尿1次，重者每夜遗尿1次或数次。有长期遗尿症的患儿，可同时出现面色萎黄、精神不振、智力减退、饮食无味等症状。

当孩子3岁过后仍出现频繁尿床的情况时，家长可以试试下面的一些按摩手法，有很好的改善效果。

1.**按揉腹部三穴**：气海穴位于宝宝腹部中线上，肚脐下方1.5寸处；关元位于宝宝腹部正中线，肚脐下方3寸位置；中极穴在身体的前正中线，脐下4寸处。让孩子仰卧，家长用掌心逆时针按揉气海、关元穴5分钟，然后，用拇指点揉中极穴1分钟。

2.**按揉肾俞穴**：肾俞穴位于背部第二腰椎棘突下，旁开1.5寸处。让孩子取俯卧位，家长用双手拇指按揉肾俞穴1分钟。

3.**按揉命门穴**：命门穴位于人体的腰部，在后正中线上，第二腰椎棘突下凹陷处。让孩子取俯卧位，家长用双手拇指按揉命门穴1分钟。

4.**推七节骨**：在腰骶正中处，第4腰椎至尾骨端（长强）成一条直线。家长一只手固定孩子，用另一手小鱼际自下向上推七节骨，至局部有温热感为宜。

5.**揉龟尾**：龟尾，即尾椎骨末端。用拇指端或中指端揉，称揉龟尾，100～300次。

6.**推肾经穴、掐夜尿点**：肾经穴在小指末节罗纹面；夜尿点位于手心指掌侧，远侧横纹之中央点。拿住孩子的小指，先推肾经穴300次，然后在小指的第二指关节掌侧横纹中点处，即所谓夜尿点，掐10次。

**注意**：按摩每天进行一次，连续按摩5～10次后，如果孩子已经不遗尿了，还应再按摩数次以巩固疗效。

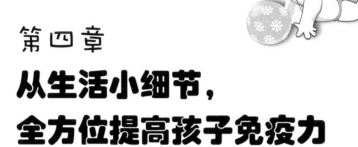

# 第四章

# 从生活小细节，
# 全方位提高孩子免疫力

　　不要认为提高孩子的免疫力是一件很困难的事情，也没必要天天像打仗一样，将其作为头等大事来办，这样反而未必能够帮助孩子提升免疫力。其实，父母只要在孩子生活的小细节中，见缝插针地强化孩子的免疫力，基本上就能帮助孩子建立起坚固的免疫防线，提升孩子的免疫力，增强孩子的体质。那么，生活中哪些细节能够提升孩子免疫力呢？在这一章里你会找到答案。

# 规律的生活习惯，让生物钟有节奏地转动

孩子正处于成长时期，人生的各个方面都才初建，还没有形成规律的习惯，生物钟还不能完全地有节奏地转动起来，这就需要父母帮助孩子将其建立起来。

这一点对孩子的健康和生活都非常重要，父母一定要重视起来。因为规律的生活习惯，是生命健康的基石，也是提升孩子免疫力所必须遵守的原则之一，只有规律的生活习惯，才能让生物钟有节奏地转动。

人类的行为和生理功能都具有一定的节律性，人们每天按时起床、按时吃饭、按时休息，日出而作，日落而息，人这种有节奏、有规律的生理现象，被称为"生物钟"。它是人体内一种无形的"时钟"，是人体生命活动内在节律性的反映，它是由人体内的时间结构决定的。春华秋实、四季更替、生老病死是自然界不变的规律，没有人可以违反自然界的规律，如果违反规律，必然会产生不好的结果。所以，孩子处于生长发育的关键时期，父母一定要让孩子养成规律的生活习惯，定时起床、吃饭和睡觉，只有这样孩子才能获得更强的免疫力，身体各方面的功能才会最大限度地发挥出来。

那么父母应该如何帮助孩子养成良好的有规律的生活习惯呢？我作为医生，给父母以下几点建议。

## 让孩子定时起床

很多孩子，早上叫不起来床，喜欢睡懒觉，即使醒了也要赖在床上不起来，有时候孩子还会又哭又闹，起床气很大等，遇到这种情况，怎么办？

### 晚上按时睡觉

父母一定要坚持让孩子按点起床，不要因为孩子表现得很痛苦、不耐烦、哭闹就放弃了。当然，也不能把孩子从床上生拉硬拽起来，或者斥责打骂孩子，父母适当用一些小手段、小方法，就能让孩子愉快地起床了。

晚上按时睡觉是早上按时起床的基础，只有早睡才能保证足够的睡眠，早上才能起得来，才能养成定时入睡、定时起床的生物钟条件反射。

父母一定要保证孩子9～10小时的睡眠，建议父母晚上8点半开始就让孩子去清洗，开始上床睡觉，争取在晚上9点前后让孩子进入深睡期，这样早晨7点左右起床会十分顺利。

### 提早十分钟准备起床

孩子起床前，父母提早十分钟为孩子做准备起床的工作，可以做一些轻声响动的工作，比如打开窗帘，打开收音机放轻音乐或新闻广播，轻声收拾屋子，让室外新鲜空气和光线透进室内，然后唤孩子起床。也可以将家里所有的钟、表都提前10分钟，来提醒孩子，这已经是不得不起床的时间点了。

### 呼唤孩子起床

对于那些睡得较深、不容易叫醒的孩子，可以采用抚摸的方式，可以先从手开始，然后到小臂、上臂、脸颊，当孩子缓缓蠕动并睁眼时，微笑注视他，说声"起床喽！"即大功告成。注意抚摸时，要搓热手，动作一定要温柔、要轻缓。

为了保护孩子的身体，孩子醒来之后，不要着急起来，可以在床上再躺5分钟，让孩子有节律地、平稳地完成由卧到立的过渡。

### 起床后的晨间调养很重要

起床后，对孩子要进行晨间调养身体，也是父母必须要做的工作，这会让孩子的身体得到更好地调整，具体可以从以下几个方面。

1.深呼吸：起床后，教孩子做几组深呼吸，可以让身体充满早晨新鲜的空气，一天也容易神采奕奕。

2.喝一杯水：早晨醒来，先喝一杯水。让孩子主动饮水，可起到排毒、清洗肠胃作用，还可促进大肠蠕动。

3.排大便：孩子要定时大便，可以有效地防便秘、排毒。

4.参与晨练：孩子要定时晨练，可以先在室内动一动，如转睛、挺腹、梳头、搓脸、按摩等。

## 让孩子定时喝水

水是生命之源，尤其孩子处于生长发育的关键时期，多喝水至关重要，给孩子补充充足的水，能够让孩子的身体吸收其新陈代谢产生的热量，使体温维持在正常水平，不至于因体温过高而导致高温损伤，维持体温的恒定。摄入的水分流淌至各个关节、器官后，能起到缓冲、保护和润滑的作用。研究表明，轻度脱水的孩子如果喝下一定量的水，其短期记忆力会得到提高。

孩子年龄不同，身体所需要的水量不同，0.5～1岁，每天需要喝0.9升水；1～4岁，每天需要喝1.3升水；4～7岁，每天需要喝1.7升水；7～11岁，每天需要喝1.8升水。

根据人体生物钟的规律，一天之中最佳喝水时间有四个：早晨起床后空腹时，上午10时左右，下午3～4时，睡觉前1～2小时。不过喝水还是具体要根据孩子的体质决定，因人而异，如果孩子实在不想喝水，不要强迫孩子。

## 让孩子的三餐定时定量

定时定量的让孩子进餐，这会使孩子的消化腺按时自动分泌，保持食欲与消化能力，饮食健康且规律对于孩子的成长发育至关重要。孩子早晨要吃好，即一杯牛奶或豆浆+一个鸡蛋+面包+蔬菜+水果，这样可以保证孩子体内和大脑的营养素的供应，保证孩子的成长和学习效率。孩子午餐以12点左右为佳，此时消化腺分泌加强，注意要吃饱。晚餐以18点为佳，注意一定要少吃。并且，要讲究食品卫生，要养成鲜食、生食、早食、暖食、慢食、节食、杂食、淡食、软食、稀食等具体的饮食习惯。每天最好可以让孩子吃20～30种食物，细嚼慢咽，以素为主，适当荤食，少吃盐，少吃油腻。要求孩子以七八成饱为度，食后需停20分钟，再散步一会儿，可促进消化，加速血液循环，并且不容易积食。

## 让孩子定时午睡

午睡是生物钟内在的固有要求，以半小时到1小时最为适合。孩子每天午睡，可以使孩子的身体处于很高的合成代谢状态，帮助消化和排毒，并能使孩子的思想和情感更加敏锐，精力更充沛，还能补充孩子夜间睡眠的不足，减少和避免某些疾病的发生，更重要的是它能使夜间睡眠更"正点"。

## 让孩子定时用脑

孩子生命质量的高低，在于头脑的健康程度。孩子调养身体关键在于健脑，要用养结合。脑子越用越灵，每个人的"最佳用脑时间"不同，要根据经验自己找，父母可以帮助孩子找到自己的"最佳用脑时间"。一般人有四个学习记忆高潮，即早晨起床后，上午8～10点，傍晚6～8点，睡前1～2小时，适应大脑节律，可以更加有效率的学习和生活。学习是大脑细胞的体操，重视劳逸结合和脑营养，可达到用脑、护脑、健脑的"三重效应"。经常定时用脑，不但利于提高效率，更有利于养成健康的身体。

## 鼓励孩子多运动

鼓励孩子多做运动，并且要遵循"运动三原则"，即养成习惯、适量适度、脑体并动。但首要的是"动"，动与不动是个分水岭，在动的基础上再讲究效率。每天至少进行3～4次，每次至少20～30分钟。步行被称为"百炼之祖""运动之王"，平时，家长没事的时候多带着孩子散散步，参加一下户外活动。

## 让孩子定时睡觉

俗话说"调养身体睡为先""睡眠胜似医疗"和"睡眠是百药之长"。睡眠充足是益智、强体、抵御疾病的最基本的手段。因此，家长要让孩子养成良好的睡觉习惯，最好能让孩子定时入睡。

但由于孩子的神经系统发育还不健全，易于兴奋，也易于疲劳，所以孩子表现为兴奋的时候，怎么也不容易进入睡眠；但是孩子一旦困了，立刻就合眼睡着了。因此，孩子要睡觉的时候，不要做令其兴奋的事，父母也不要老是弄出动静，给孩子一个安静的环境，也可以睡前给孩子洗洗脚、喝杯牛奶，更容易入睡一些。

父母长期帮助孩子养成规律的生活习惯，孩子长期进行生物钟调养身体，免疫力自然而然会得到强化，孩子的身体会更加健康。孩子在严格、准确、连续地有条件反射的基础上形成大脑的动力定型，一直有规律的高效地运转，久而久之，就会形成规律的生活。如果人的生物钟运转和大自然节律的生理代谢最平衡，并且耗能最少，最节约能合拍、和谐、融洽，就能实现以自然之道养身体的力量。身体各组织器官都高度规律化、自动化，这就叫生物钟调养身体。

如果孩子没有养成规律的生活习惯，便会给自己的身体带来很多的危害。当人体的生物钟出现微偏及严重磨损，造成人体生物钟的严重紊乱、失调，对健康造成危害。父母应该学会控制孩子，不要让孩子违反有规律的生活，最好父母也有规律的生活，为孩子树立一个良好的榜样。

# 和爸爸妈妈一起做运动

　　孩子正处于生长发育的旺盛时期，适当的体育活动能增强全身的生理功能，促进孩子生长发育，提高机体对各种疾病的抵抗能力。1岁的孩子有独立行走的能力，活动范围增大，此时家长可带孩子进行户外活动，多进行走、爬行取物、捡皮球、拉小鸭车走、推车前进等运动。活动时间可从15分钟逐渐增加到60分钟左右。教孩子运动，3岁是重要时机，根据有关学者的研究，人的神经系统的发育，到3岁时就已经完成了70%。如果这个时候给孩子以适当的运动刺激，孩子长大后就会成为爱好运动的人，并且运动可以让孩子更加健康，有效地提升孩子的免疫力。

　　父母教孩子运动任重而道远，最好的办法是爸爸妈妈和孩子一起做运动，亲身成为孩子的榜样，为孩子树立良好的形象。

　　孩子的运动兴趣和习惯，与父母的刻意培养有很大程度上的关系。爸爸妈妈引导孩子进行体育锻炼，首先应该在家庭中营造运动锻炼的氛围，父母的身体力行是最直接的影响力。可组织家人共同参与一些体育活动，在活动中父母和孩子应该多进行一些如同伴、师友、对手般，面对面、手把手，甚至身体直接对抗等肢体语言的交流，使孩子充分体验到体育锻炼的魅力，让孩子的体育锻炼变被动为主动，从盲目到自觉。

　　家庭中的运动锻炼，其实不一定要专门练习什么项目。孩子平时的游戏，还有日常生活中的很多事情都可与身体运动相结合。比如早晨起床后，带孩子一起用三五分钟时间伸伸腰，做做伸展、体转、徒手扩胸、踢腿等基本体操，既能快速消除睡意，又起到健身的作用。放学回家后，用20～30分钟时间，和孩子进行一些趣味性、对抗性较强的游戏项目，如球类运动、跳绳、踢毽子等。在室内闲暇时，在沙发、床头做俯卧撑、转呼啦圈、投飞镖。风和日丽的假日，父母陪同孩子一起爬山、划船、骑车，或是徒步行走在大自然之中，既放松了心情，又锻炼了身体。

但是，在家庭体育锻炼中有几点注意事项，家长要切记。

1.爸爸妈妈要随时了解孩子当下的身体发展特点，掌握适合的运动强度，重在引发孩子的运动欲望和运动潜能。

2.爸爸妈妈要深知"一曝十寒""三天打鱼两天晒网"的弊端和"欲速则不达"的道理，以及"拔苗助长"的危害，循序渐进、科学合理地安排运动、学习、生活时间及运动量。

3.爸爸妈妈要及时肯定鼓励孩子的进步和提高，还可以和孩子一起探索锻炼方法技巧和运动安全防范要领，保护好孩子免受运动损伤。

4.爸爸妈妈和孩子要一起努力，并且做到持之以恒，成为孩子体育锻炼的好教练、好陪练、好队友。

5.爸爸妈妈安排的运动内容要适合孩子的兴趣爱好和健康状况，不可求快，在运动中要注意速度。

运动对孩子成长有着至关重要的作用。从促进孩子身体生长发育上来讲，儿童时期是各项身体素质发展的关键时期，此时通过学习与掌握系统的体育科学知识技能和科学锻炼身体的原理与方法，遵循身心发展规律，进行适当的体育锻炼是非常必要的。它能有效地促进儿童身体形态、智能和思维的发展，增进孩子健康，增强体质，打造健康的体魄。这些对培养和塑造孩子积极的个性心理都十分有利。

参加体育活动，可以提高孩子的自信心和自尊心，增强孩子的自信感，树立自强的意识。同时也能在体育活动中寻求到安慰和满足，进而改善整体精神面貌。通过参加体育锻炼，特别是参加那些自己喜欢和挽长的运动项目，可以使人从中得到乐趣，振奋精神，陶冶情操，减轻紧张和压抑，并使烦恼、不安、自卑、寂寞、悲伤等不良情绪得以解除，促使儿童处于健康的情绪状态之中，这样更加有利于孩子身体的健康发展，有效增强抵抗力。

所以，有条件的家庭应当把家庭体育活动开展起来，在阳光洒满地面的天气，让孩子和爸爸妈妈一起做运动吧！

# 不必过于干净——形成免疫记忆

很多父母老是怕孩子碰到脏东西，小手一天洗好几次，食物这也不能吃那也不能吃，很多地方都限制孩子不让其去，虽然注重卫生是一个很好的习惯，但过于干净，让孩子完全与细菌隔离，也不是一件好事。

父母可能还不知道，如果让孩子身边的细菌特别少，孩子不接触细菌，不与细菌进行抵抗，不与细菌"狭路相逢"，孩子的身体永远不会对这种细菌进行"登记"，不会形成免疫记忆。

所谓免疫记忆是指在获得性免疫方面，一度对某抗原发生反应，则在下一次遇到同样的抗原刺激时，可发生更强烈的反应，称为免疫记忆。也就是说，当有毒物质进入人体后，淋巴细胞会有所反应，只要被他们找到了，它就会产生一种抗体去"胶合"那些致病物质，不让它们进入别的细胞和器官。而要进一步消灭这些来犯之敌，就要仰仗血液中的另外一种细胞——吞噬细胞来承担了。吞噬细胞会吞噬被淋巴细胞处理过的致病因素，把它们吞噬消灭掉。这些细胞卫士能够轻易地将异己细胞同机体自身细胞区别开来，能在自己只有几天的短短的生涯中，牢牢记住那些"敌人"的特征，与它们进行斗争，并将这些信息传递给下一代，使新生的淋巴细胞也获得这些信息，这就是免疫记忆。

比如得过麻疹、水痘、猩红热的人，均可获得终身免疫力，一旦这些致病微生物试图再度侵入血液，必将很快被免疫系统识别出来，并予以歼灭。所以，不必让孩子过于干净，这样更帮助孩子形成免疫记忆。

正是因为免疫系统能对传染病原形成免疫记忆，万一再次遇上，可以很快将其消灭。所以，你家太干净的话，孩子没有机会通过感染产生抗体，抵抗力反而会减弱，并可能导致过敏和自体免疫失调，而且还会使孩子的免疫系统变懒。

　　给孩子创造的环境不是不让他接触细菌，而是要控制接触细菌的浓度。平时要保持的是空气清洁，而不是无菌。孩子少量、经常地接触细菌，对增强免疫力非常有利。

　　爸爸妈妈要是担心环境问题，平时只要使用一般的肥皂和水就能达到清洁目的，不需要每天都使用消毒剂消毒。还有的父母会经常使用消毒纸巾为孩子擦手或者是为孩子擦玩具，其实没有必要这样，这样不仅不能帮助孩子形成免疫记忆，而且还有可能起到反作用，用消毒纸巾帮助孩子擦手或者是擦玩具，消毒纸巾上的消毒成分会挥发，但是不能完全挥发，特别是擦手之后，一些成分会残留在孩子的手上，可能会进入到孩子的身体内，对身体造成不良影响。千万不可过于干净，过犹不及，给孩子一个可以增加免疫记忆的环境。

# 玩泥巴，孩子更健康

孩子的天性是爱玩，特别喜欢在地上玩泥巴，这是他们寻找快乐生活的方式。很多父母都会发现，大多数的孩子都非常喜欢玩泥巴。"别玩泥巴，别在地上乱爬，太脏了！"每当孩子在公园里玩泥巴的时候，妈妈总喜欢这样教训。父母都担心泥巴里的脏东西、细菌等会对孩子产生不好的影响。但是，小孩子玩泥巴是一种天生本能，并且是大自然赋予孩子的礼物，孩子玩泥巴，可以增强孩子自身的免疫力。孩子就应该多亲近大自然，感受大自然的气息。

小孩子的肠胃比较娇嫩，比较容易拉肚子，但是让小孩子常在地上爬，玩一玩泥巴可以起到补脾胃的功效。在《金匮真言论》中提到，"肝与木，心与火，脾与土，金与肺，水与肾"。脾是属土的，如果让孩子多接触泥土，多玩沙子，甚至是土入口，都可以增强孩子的脾胃功能。

## 孩子玩泥巴是本能

大多数孩子都喜欢抓住那些看起来很脏的东西就放进自己的嘴里，甚至不到1岁的孩子，整天除了吃奶和睡觉以外几乎什么都不能做的，但是一旦父母把孩子放在地上，孩子就开始探索世界。探索是从一切事物开始的，包括脏东西、泥巴，甚至是粪便，他们都会放进自己的小嘴里。大多数妈妈都不知道为什么婴儿会觉得泥土的味道那么诱人，其实，孩子玩泥巴，那是天性。

泥巴虽然很脏，但是玩泥巴对小孩有好处：一方面，父母让孩子过于干净、一味讲究卫生，反而不利于孩子的身体健康，让孩子适当地脏一点，不但可以提高孩子的抵抗力，还可以有效地改善孩子的不良情绪。给孩子一个与细菌和病毒

171

斗争的机会，提高孩子的免疫力，更好地预防各种疾病。另一方面，孩子通过玩泥巴除了可以增强免疫力之外，还可以满足好奇心，增强孩子的动手能力、想象能力和配合意识，而且玩泥巴也是可以玩成艺术家或者科学家的。

## 对免疫系统的积极影响

孩子玩泥巴是本能，这给他们一种进化优势。孩子的免疫系统还处于发展阶段，泥巴中存在各种细菌、病毒和寄生虫，孩子适当地接触泥巴，可以让孩子的身体准备了适当的免疫回应来抵抗进入身体的病原体所引起的不良后果。这种对病原体的早期接触，对于防止孩子过敏和后期的免疫性疾病都是很有效的。同时，暴露于灰尘和污物中，就像免疫系统的"热身"运动，能让它为抵抗更严重的病菌做好准备。让孩子尽情地玩泥巴，接触细菌、病毒不一定全是坏事，反而可以增强孩子的免疫力。

下面介绍一种泥巴游戏的玩法，对触觉过于敏感或迟钝孩子的情绪安定有很大帮助，并且让孩子接触大自然，增强自身的免疫力。具体的玩法如下。

1.将泥土或沙土放置在大盆子或大塑胶布上，使孩子能整个身体进入其中，并且全身各部分能接触泥土或沙土，特别是手。让孩子用手做泥球或捏成各种形状，注意观察孩子对各种材料接触时的反应。

2.如果孩子还可以接受，不妨增加泥土或沙土的数量，使孩子的身体接触面更大些。

3.可以改用其他接触物，如纸、树叶、涂料、米、豆等，强化孩子触觉识别力，以促进其感觉。

## 玩泥巴的注意事项

相比那些高科技的玩具来说，泥巴确实很"脏"，孩子在玩完泥巴后往往变

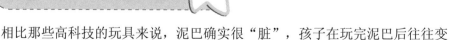

成小花脸，手和衣服上也会沾上不少泥巴，这些泥巴中含有大量细菌。所以，小孩玩泥巴时，要注意以下几点。

1.在玩泥巴时，千万不要让孩子用手直接揉眼睛，因为那样的话会使泥沙和细菌进入眼中。

2.不要让孩子用刚玩完泥巴的手直接拿东西吃，在吃东西前先让孩子用除菌皂把手洗干净，以免吃入细菌造成拉肚子等。

让孩子自由的玩耍，让孩子尽情地玩泥巴吧！环境的相互作用是正常的也是好玩的，可以有效促进孩子身体得健康发展，所以孩子每次玩泥巴时停止你的烦恼。让你的孩子赤脚在泥里，和一些微生物成为朋友吧！

# 学学荷兰人，-4℃
# 幼儿园户外野放

荷兰，又称尼德兰王国，位于欧洲西偏北部，是著名的亚欧大陆桥的欧洲始发点。荷兰是世界有名的"低地之国"，即低洼之国。在荷兰，阴晴不定的恶劣天气是出了名的，若太阳肯赏脸，有一整天艳阳高照的好天气，那就真是上天的赏赐！因此，地道的荷兰人老老少少，从小就被训练着我们无法改变外在环境，只有让自己的身体顺从天气。不论户外是刮风、下雨、下冰刨或下雪，大多数荷兰人是天天骑脚踏车上班、上学或上街，一年四季风雨无阻，他们认为只有这样身体才能强壮，免疫力才能得到强化。

荷兰从幼儿园至小学2年级，都非常注重户外玩耍，只要室外不下雨或下雪，将近45分钟甚至1小时的时间都是待在户外，这不只是消耗孩童用不尽的能量，更重要的一点就是让小朋友多呼吸户外空气，并且让身体去适应气温，增加抵抗力，就算有小感冒也照常被老师领出去，鼻涕直流也没关系，待会进教室再擦干净就好！即便荷兰冬天的太阳常是只提供亮度不提供温度，哪怕冷到不行，一看温度计－4℃，老师也会让孩子接触自然。

我们的父母大多溺爱孩子，稍微冷一点热一点就担心得不行，把孩子当成温室里的花朵，手心里的宝贝，怕外边危险、环境污染，把孩子局限在家里，顶多也就是去楼下小区玩玩，限制孩子过多地接触大自然，这样非常不利于孩子的健康，对孩子免疫系统的建立也非常不利。所以，中国的父母要向荷兰人学习，要注重孩子的户外玩耍，让孩子从钢筋水泥所堆砌的"森林"中走出来，利用独特的自然资源、地形地貌、装备器械等因素交织在一起，帮助孩子形成了一个充满魅力的"游憩空间"，让其更好地与大自然融合。这样不仅能为孩子建立起一个坚固的免疫防线，还能帮助孩子身心放松，精神愉悦，并帮助孩子寻求自己的本性。

　　但是如果孩子自身体质比较弱，爸爸妈妈最好在天气比较好的情况下，让孩子接触自然。

# 带着孩子一起日光浴、空气浴

春天到了，爸爸妈妈可以和孩子一起感受自然的力量，享受自然中的阳光雨露，带着孩子一起进行日光浴和空气浴。日光浴、空气浴就是利用日光、紫外线、空气中的温度、气流等因素逐渐刺激孩子的身体，使身体产生适应能力，身体具备了这种适应能力之后，在日常生活中一旦遇到自然气候的剧烈变化，孩子就能够适应这种变化，不至于因为不适应受到过度刺激而患病。因此，日光浴和空气浴是利用自然因素预防疾病、增强身体的一种手段。

一般来说，孩子从出生后1个月就可以开始锻炼了，根据年龄的大小、体质的强弱等，父母可以把空气浴和日光浴结合起来，让孩子尽可能地接触自然。

## 日光浴

父母让孩子逗留在日光之下，对孩子的身体而言，具有非常重要的意义，可以锻炼孩子的身体，日光中的红外线能扩张皮肤血管，紫外线可杀菌并有助于预防佝偻病。父母要注意，日光浴场应选择在富有紫外线的地方，一般水边或森林旁边紫外线较多。时间最好在上午，上午空气尘埃少，紫外线较多，且日光不过分强烈。日光浴时气温不应低于18℃。在春秋季，孩子可直接接受日光的照射；在夏季，孩子可接受散射或反射日光的照射。

孩子日光浴时应遵守以下具体的操作原则。

1.在孩子平躺的情况下进行照射，照射时，应经常转动体位，依照先背面，其次左侧面，再次右侧面，最后照射腹面。每隔2～5分钟应转动一次体位，身体四面照射的时间应大致相等。

2.尽量裸体，用白布、草帽、阳伞遮盖孩子头部，以免日晒引起头昏，但不要紧扎头部。紫外线能刺激眼结膜引起发炎，因此最好戴上保护眼镜。

3.日光浴后，让孩子在阴凉处休息5～10分钟，之后可行水浴。湿皮肤易烧伤，日光浴时，皮肤不应有汗，也不要在日光浴前进行水浴。日光浴不要反复进行，以免引起不良反应。

4.第一次日光浴时间不应超过5～10分钟，以后每天增加5分钟，直至每次照射30～40分钟。良好适应的孩子可增至1～2小时。

5.不要一味地追求晒黑，过度曝晒会引起孩子灼伤和中暑。应仔细注意孩子身体的反应，例如头痛、失眠、心跳加快、头晕、食欲不佳、体重显著下降、皮肤出现红斑及烧伤时，应暂时停止日光浴。

6.孩子空腹及饭后不宜进行日光浴，一般在饭前半小时，饭后1.5～2小时不适合行日光浴。

## 空气浴

让孩子的皮肤大面积暴露在空气中，利用外界气温和体表温度之间差异引起的刺激作用达到锻炼身体的目的。可以先在室内开窗配合婴儿抚触操进行，给孩子穿着衣服，只要去掉尿布即可，随着外界气温的升高，可逐渐减少衣服直至只穿短裤，当孩子比较适应后，室外温度也比较适合时，且无强风，可将空气浴移至室外，较大的孩子，还可将空气浴与室外游戏相结合。

另外，对患气管炎和肺炎的孩子来说，冷空气可以刺激呼吸器官，改善通气，加快炎症消退，所以冷空气疗法也是综合治疗方法之一。

空气浴可从夏季开始，持续到冬季，冬季可在室内进行。室外空气浴时比较好的条件是气温气流无显著波动，湿度适适合时(相对湿度60%～70%)，早晨和上午较好。

进行空气浴时的具体的操作原则如下。

1.空气浴开始于气温22～20℃时，持续到气温5～7℃，身体条件比较好的孩子，可在零度以下的天气进行5～10钟的空气浴。

2.第一次持续时间10～15分钟，以后每天延长5分钟，可以延长至每次2～3小时。

3.空气浴时，应该尽量裸体，并且应不停地做活动，尽量不要让身体觉得寒冷。父母可在孩子进行空气浴时，为孩子做按摩和用毛巾擦身。

根据孩子耐受性调节锻炼时间，空腹及饭后不适合行空气浴，空气浴比较适合年龄大一点的孩子锻炼，所以爸爸妈妈要根据孩子具体的情况制定锻炼计划。

为使空气浴获得很好的效果，父母应该遵守以下的原则。

1.循序渐进，使孩子的身体对刺激逐渐适应。

2.经常不断地进行，贵在"持之以恒"。

3.采用多种方式，使孩子适应各种刺激因素。

4.经常改变刺激强度，使孩子身体适应各种强度的刺激。

空气和阳光是上天赐予我们的礼物，我们应该好好地充分地进行利用，让孩子尽情地享受空气和阳光吧！

# 让孩子感受零压力

"孩子还小，怎么会有压力呢？"很多父母可能都会这样想，但事实上，现在孩子的压力还真的是难以想象的大，大部分中国父母的想法都是"望子成龙，望女成凤"。因此，在孩子很小的时候，就开始为其报各种兴趣班，意思是不让孩子输在起跑线上，等到孩子入学了，更是各种补习班都来了，有的父母还会紧盯孩子的学习分数和排名，这无形中都让孩子感觉压力好大呀！

父母尽心尽力培养孩子、教育孩子，是没错，但要讲究方式方法，不要让孩子感受到压力，或是想办法帮助孩子舒缓压力，让孩子健康并且快乐地成长。

想要孩子感受零压力，家长首先要改变对孩子的"打分"标准，要让孩子快乐的学习，不要过度注重分数。心理学家研究发现，在孩子的学习过程中，不同的学习需要其效果不同。以学习知识本身为目的认知需要，是最稳定、最持久的内在需要，而把学习作为竞争的手段从而提高自己在群体中地位的竞争求胜需要，是最消极、最扭曲的学习需要。竞争需要较强的学生其攻击性也较强，他们很难体验到和谐与快乐，甚至无法接受别人的成功。

因此，要让孩子快乐地学习，首先要让孩子知道为什么学习。孩子学习的动机大致分三种。

1.先天的兴趣，孩子对某个领域天然有求知欲望，但这种孩子比较少。

2.成长过程中因为学习好而被认可的感觉，这是每个孩子都可以被引发的学习动机。

3.屈服于某种压力或者诱惑而学习，完全没有动力，是被迫的。

孩子天生有探索世界的兴趣，有学习的需求，就像饿了要吃饭，是孩子本能的需要，而孩子学习之所以变得被动，往往是因为社会、学校、家庭给他们的期望超过了他的承受能力。比如，让小学生解答中学生才能解答的数学题，这种压力就会使孩子焦虑，而焦虑会带给孩子身体和心灵伤害，出于本能的自我保护，孩子从此对数学不再感兴趣。

此外，教育学专家认为，每个孩子都有差异，如果用一种统一的标准去要求孩子，就无法激发孩子的学习兴趣。而现在的评价标准过于单调，教学体系过于陈旧，特别是一线教育的方式方法，还跟不上理论教育的发展，评判孩子的好坏往往是以家长、老师和学习成绩为标准，而不是根据儿童心理和生理发展及他们的需求去评判，这样的打分标准其实已经落伍了，父母要根据自己孩子的兴趣和优势，为孩子安排学习计划，不要过度要求孩子变得比其他人优秀，也不要拿自家孩子与别家孩子比较，让孩子感受到零压力。

压力只是个中性词，并不是只代表消极的情绪。适当的压力可以激励孩子努力向上，没有压力会使孩子懒散、胸无大志。但压力太大会使孩子身心无法承受，从而孩子出现心理问题。那么，当孩子的心理压力过大时，父母该如何帮孩子减压呢？

1.父母要允许孩子自然流露和宣泄情绪，当孩子因为遭遇心理压力而发脾气、哭闹、大声喊叫时，只要不干扰别人，就应该允许他们自然流露和发泄情绪，父母不要进行阻碍。如果不允许孩子表达这种情绪，甚至用体罚或者变相体罚的方式压抑孩子流露这种情绪、舒缓压力，最终会让孩子不堪重压，导致心理失衡，孩子有可能产生强迫性行为、攻击性行为和破坏性行为等。

2.父母可以引导孩子自我表达，以释放一些不良情绪，释放压力。比如诉说、绘画或角色扮演，鼓励孩子把委屈与不满说出来。告诉孩子有事不要憋在心里，说出来就会好受些。在孩子诉说的过程中，爸爸妈妈要耐心倾听，并且用应答、点头等方式表示理解孩子的感受。如果孩子不愿说出不开心或担忧的事，爸爸妈妈可以让他们通过绘画来表达自己的感受。

3.通过游戏的方式帮助孩子释放内心的压力。游戏活动对于幼儿心理减压有较大的作用。一方面，在游戏中幼儿情绪高昂，心情愉快，并且能转移孩子由于心理压力引起的不良情绪的注意力；另一方面，游戏有着一种天然的替代作用，能帮助孩子更好地表达无法用语言表达的内在情感，宣泄心理压力。比如，在做结构游戏时，孩子把别人垒高的积木一下子推倒，这时父母不要对孩子进行批评，可能是他发泄因同伴拒绝与其分享玩具而产生的不快。在玩娃娃时，小女孩一边拍打着玩具娃娃，一边说"你不好好练琴，妈妈不喜欢你了"，可能是她把自己在类似情景中承受的心理压力发泄到娃娃身上。还有讲故事，它可以帮助孩子积累谈论情绪的词汇，并且帮助孩子学习处理愤怒、恐惧及忧伤的方法。孩子喜欢听故事，是因为故事中的人物更容易引起他们的共鸣，他们在愤怒的狮子、伤心的小女孩和胆小的兔子身上看到了自己的影子，在故事里为自己的情绪找到了一个替代角色。

4.听音乐能使孩子将音乐所表现的意境与自己经历过的愉快经验联系起来，并且不由自主地跟着节拍运动，例如打拍子或晃动等，这样有助于孩子肌肉放松、舒缓心理紧张。在孩子情绪不好或面对压力的时候，父母和孩子一起安静地听音乐，可以有效地放松情绪。

5.让孩子运动，其实体育运动除了可以强身健体之外，还可以帮助孩子释放压力。体育运动是帮助孩子释放消极情绪和舒缓压力的好方法。当孩子有压力时，紧张的能量在他们体内积聚起来，运动则有助于驱散这些被压抑的能量，并使神经在体内产生天然的止痛和缓解压力的物质。对孩子而言，有氧运动效果比较好，让孩子跑步、攀爬、追逐、骑自行车、溜冰等，这些有氧运动不仅能帮助孩子释放压力，同时有助于他们头脑清醒和身心健康。

有的家长觉得自己的孩子天天开开心心的，根本没什么压力，这可能只是作为父母的你粗心没有察觉到，或者孩子在你面前隐藏起了自己的情绪，那么，家长怎样才能发现孩子的情绪变化和压力呢？建议父母做好这样几点：第一，要多陪伴和关注孩子；第二，要心态平和，不能比孩子还焦虑，这样易被孩子信任；

第三，发现孩子有某种心理压力时，要营造合适的环境，引导孩子宣泄情绪，等孩子心情平静了，再引导孩子正确看待挫折。

而且，对不同的孩子要因人而异。出门看天色，进门看孩子脸色。这样做并不是因为怕孩子，而是年龄小、性格内向的孩子缺乏表述能力。在觉察到孩子有压力之后，就可以寻找合适的时间、地点和孩子进行交流。其实，最好的释放孩子压力的方法就是与父母交谈。要选择一个轻松、私密的氛围谈话，千万不能当着客人问孩子"你为什么拉着个脸"，那样他肯定什么也不会说。其次，父母要懂得营造轻松的氛围，如果孩子比较内向，不妨通过一些肢体动作，比如摸摸他的头，让他更加放松。如果孩子跟父母讲一点事，父母就神神叨叨甚至失眠、睡不着觉，孩子就会想，你比我还紧张，怎么安慰我啊？最后，对于孩子的心里话，不要做任何评价，先静静地听，学会倾听的父母，才能让孩子觉得可以信赖。此外，哪怕孩子真有了心理问题，如果他自己没有求助的愿望，不要强迫他看心理医生，不如家长先调整。因为大人的自控能力强，孩子没这个愿望，一百个专家都没用。

# 放松身心的沐浴疗法

孩子在外面玩耍了一天，身体上脏了，也累了，或者孩子在学校待了一天，学习的紧张让其疲倦不堪，这个时候，父母让孩子舒舒服服地泡个澡，沐浴一番，清除身上的脏垢和体内排泄物，浑身上下都会觉得轻松爽快，焕然一新，孩子的疲惫就会一扫而光，重新精神焕发起来，心情也会跟着愉悦舒畅起来。

沐浴通过水温、湿度和轻柔的摩擦，能刺激人体，使人体发生生理变化，调节神经、运动、呼吸、消化等，促进毛细血管扩张和加速血液循环，提高组织新陈代谢能力，迅速排除组织中产生的酸性代谢物，将营养物质及时供给全身器官及肌肉组织，且对睡眠产生良好的作用。

可以采用热水浴，取热水注入浴池或浴盆内，测量水温，根据个人的耐受力和病情需要，使水温保持在40～50℃，每次沐浴30～40分钟。也可每沐浴8～10分钟，出水晾3～5分钟，再跳进热水中沐浴。沐浴后在温暖清爽的室内将身体擦干或晾干，待无汗时再穿衣服。

也可以采用温水浴，将热水注入浴池或浴盆内，测量水温，使水温保持在34～36℃的范围内。在盛夏季节，湖泊、池塘和小溪的水温符合这个标准时，也可直接到这些地方沐浴。每次沐浴40～60分钟。沐浴完毕，在温暖清爽的地方晾干或擦干身体，然后穿好衣服。

可以在水中加一些精油、花瓣、牛奶等，在芬芳中放飞心情，或者父母给孩子做一个精油SPA，孩子会更能放松一些，还能增进亲子关系。

但要注意，当孩子有恐水症、皮肤破损出血这些症状时，不能使用沐浴疗法。孩子小一点的话，父母要在旁边做好看护，以免孩子溺水。

# 液体蚊香只点两小时

夏秋季节，是蚊虫最多的时候，孩子总是蚊子觊觎的对象，父母即便想尽办法为孩子驱赶蚊虫，但是，孩子仍被蚊虫叮咬得处处是包，而且孩子的皮肤娇嫩，蚊虫叮咬后，常会红肿得厉害，为此父母常愁得不行。

不过，市场上驱蚊、灭蚊产品众多，燃烧型、液体型，或是电蚊香片等，想要什么样的市场都能找到，由于小孩子身体发育还不成熟，对驱蚊产品的要求比较严格，尤其对于两三岁的孩子，一些灭蚊产品可能是孩子健康的潜在威胁。

基于父母的这种担忧，出现了不少号称对孩子无毒无害、安全可靠的蚊香，比如液体蚊香和电蚊香片。真是如此吗？液体蚊香的主要成分是一种叫做拟除虫菊酯类的化学成分，还会加入一些氯仿、苯、乙醚等作为溶剂，这些化学成分可以通过消化道、呼吸道吸收，并有一定的毒性，如果长期过量接触会有致癌、致畸作用。而一些劣质蚊香，含有对人体危害极大的药品，如敌敌畏等农药。液体蚊香分为无味和有味两类，有味的添加了花香、果香，挥发时散发出来的香气，会刺激孩子的呼吸系统。

所以，建议父母最好不要给孩子使用蚊香，可以给孩子使用蚊帐，如果感觉蚊帐憋闷的话，可以选择无烟蚊香、竹炭蚊香或电蚊香，比较安全可靠。电蚊香分为电热片蚊香器和电热液体蚊香器两种，它们都是利用发热元件的恒温作用使药物缓慢释放，挥发出气体从而达到灭蚊驱蚊效果。这类灭蚊产品无明烟明火，安全清洁，使用效果较好。

如果使用液体蚊香的话，可以给孩子点无味的液体蚊香。睡前2小时点上，睡觉时再将其熄灭，然后最好开窗通风，保持室内空气流通，以保证孩子的安全。有些容易过敏的孩子，即使用无味的液体蚊香，也会引发咳嗽、咳痰，甚至哮喘，则最好不用。

# 保护好身体的第一道屏障——皮肤

皮肤覆盖在人体表面，是人体与外界的第一道屏障，既可以防止外界环境中有害因子对机体内部器官和组织的损伤，又可防止体内水分、电解质和各种营养物质的丢失。皮肤还有调节体温、感受外界的各种刺激以及分泌和排泄等生理功能。而当皮肤受到损害时，以上功能就会减弱或消失。另外，皮肤还有免疫功能，因为皮肤的皮脂腺分泌的饱和脂肪酸和汗腺分泌的乳酸以及溶菌霉都具有杀菌作用。皮肤还能制造维生素D，对预防佝偻病有帮助。

所以，保护好皮肤很重要，尤其是孩子，皮肤特别娇嫩，皮肤厚度约为成人的十分之一，常因护理不当而使皮肤受到损害。例如，由于父母怕孩子着凉，有时在夏季也会把孩子包裹得严严实实，盖得很厚，因而影响孩子的散热和汗液蒸发，结果产生汗疱疹。

我遇到过不少尿布疹的孩子，小屁股经常红红的，甚至孩子的臀部、会阴部乃至腹部及大腿根部皮肤极度发红、肿胀。严重时还要起小水疱、脓瘤或溃烂。这都是因为父母不懂得如何对孩子的皮肤进行清洁护理所致。

那么如何护理好孩子的皮肤，防止皮肤病的发生呢?

1.根据孩子皮肤较薄、比较娇嫩的特点，最好的办法就是保持孩子皮肤的清洁、干燥。经常给孩子洗澡，尤其在孩子大小便后要及时清洗，在给孩子清洗时洗浴产品要适合，要选择适合孩子、无刺激的肥皂或浴液。清洗时动作一定要轻，不要用力过大，清洗完毕应用软毛巾蘸干皮肤，特别是臀部、腹股沟等皮肤褶皱处不留湿，然后扑些专为小婴儿使用的扑粉或护肤乳。

2.孩子的皮肤娇嫩，脸部和手部的外露皮肤可以先用中性或微酸性、脂肪含量较多的霜剂，如儿童面霜。不宜用成人的美容霜或化妆品打扮孩子。有的父母用母乳为婴儿搽脸，以为可以营养孩子的皮肤，其实这样更容易生长细菌，遇汗水、皮肤分泌物、奶汁混在一起时容易阻塞毛孔，引起感染，还易招引蚊、蝇、昆虫、老鼠来侵咬。

3.勤换尿布，使用的尿布应柔软透气，最好是用全棉的，但应避免是带色的及上浆的布。尿布之外不应再包裹塑料膜和橡皮，因这些物质会妨碍水分蒸发，使尿布包裹区变得温热潮湿，皮肤遭受浸渍。

4.孩子穿的衣服应宽大、柔软，不要裹得过严。

5.勤剪指甲，清理孩子指甲缝内最易藏污垢，以免孩子指甲长了会抓破自己的皮肤，引起皮肤化脓性感染，使皮肤溃烂。

6.若昆虫叮咬后孩子感到痒或刺痛或局部红肿，一般虫咬后可涂必舒膏、炉甘石洗剂、清凉油或花露水等，3～5天可自行消退。皮肤化脓时可用红霉素、新霉素软膏涂抹患处。如有发热、怕冷等全身症状，应立即去医院治疗。

孩子皮肤出现问题，不能光抹药，应该是十分之一的药，十分之九的润肤剂。这是因为很多皮肤病都是要润肤的，湿疹要润肤，皮炎要润肤，牛皮癣也要润肤。润肤剂抹好了，皮肤得到充分滋润，很多皮肤症状会减轻甚至消失，就不用抹药了。

# 保护好孩子的小肚肚

孩子的腹部脂肪、肌肉比较薄弱，还没有完全发育成熟，一旦受凉，孩子的肠道特别容易受到刺激，引起蠕动加快，造成腹泻。其实孩子还没有完全发育成熟，肚子也比较脆弱，很容易发生许多症状，保护好孩子的小肚子，防止腹泻、便秘、腹胀是父母要重点注意的问题，我建议父母可以从以下几点做起。

首先，妈妈要注意孩子的腹部保暖，给孩子穿上小肚兜，护着点小肚子，千万不要让孩子的小肚子受凉，否则很容易拉肚子，孩子越小越要注意保护，最好从一出世就小肚兜不离身，小肚兜可以很好地保护孩子的小肚子和肚脐，晚上给孩子穿上连腿小肚兜，任凭小家伙怎样翻身打滚，小肚兜也不会跑出来。

其次，要注意孩子的饮食，一般6个月前的孩子以母乳为主，喝母乳的孩子很少有便秘的情况。只要妈妈注意吃一些温性食物，少食寒凉性的食物，孩子一般不会腹泻。6个月以后孩子开始添加辅食，要注意粥和面条要做得软烂，如果要加蔬菜要选择容易消化吸收的，少吃容易引起腹胀的，如红薯、土豆、芋头，这些蔬菜等孩子1岁后消化吸收能力增强了再添加。豆腐也会引起腹胀要少食。水果选择一些比较温性的，苹果最好，拿小勺给孩子刮泥吃。如果妈妈没有时间帮孩子精工细做食物，可以选择给孩子买蔬菜泥、果泥、肉泥，不同阶段有不同的泥糊选择。多选择几种，变着花样给孩子吃，既可以让孩子爱上吃饭，又可以均衡吸收营养，不容易缺微量元素。注意孩子没有吃过的食物要一样一样添加，不可一下几种食物统统加在一起，如果孩子过敏了，都不知道是哪种食物引起的。平时要多给孩子喝温开水，不要给孩子吃生冷、油腻、油炸食物，孩子腹泻最好吃点妈咪爱调解一下肠胃功能，也可以给孩子喝点苹果水，做法很简单，取苹果1只，连皮带核切成小块，放在水中煮3～5分钟，控出苹果水，待温后给孩子喝，具有很好的止泻效果，但注意不要为了口感而加蔗糖，因为蔗糖会加重腹泻。

最后，每周最好给孩子加一两袋益生菌，益生菌可以很好地帮助孩子调理肠胃菌群数量，让有益菌更好地帮助孩子消化吸收食物，更可以防止腹泻。但是为了不依赖于益生菌，也不能添加得太频繁，孩子抵抗力和免疫力的生成还要靠自己。

孩子的小肚肚非常娇嫩，妈妈一定要注意保护，特别是饮食方面，妈妈一定要慎之又慎，这样才能让孩子有一个健康的身体。

# 父母经常问到的有关免疫力的Q&A

不管是新手爸妈，还是经验丰富的爸妈，在抚育孩子方面总会遇到这样那样的问题，尤其是有关孩子免疫力方面的问题，疑惑的地方更多。下面，我主要针对一些比较难回答也是父母爱问的一些免疫力方面的问题做出解答。

## 1. 消毒湿纸巾会破坏免疫力？

家长都知道"病从口入"的道理，为了阻挡细菌进入孩子的体内，家长更严格地把好手口关，经常用消毒湿巾给孩子擦手、擦嘴，甚至有不少家长不信任用水清洗玩具，一定要用消毒湿巾擦拭，认为这样才能把细菌彻底杀死，避免孩子生病。所以，现在几乎有孩子的家庭都会常备消毒湿巾，而市面上的湿巾确实很多带有清洁剂、杀菌剂等消毒剂成分。用消毒湿纸巾给孩子擦手或者擦拭玩具后，手上或玩具上的细菌是被消灭了，可是消毒剂的水分蒸发后，消毒剂的固体颗粒就会留在孩子的手上或玩具上。当孩子吸吮手指或啃咬玩具时，消毒剂颗粒就溶在孩子的唾液内，进入胃肠道。消毒剂进入孩子的胃肠后，无法区分出肠道内的哪些细菌对人体有益，哪些细菌对人体有害，会进行全面杀灭。结果就会导致孩子肠道内的菌群失调，免疫系统受到破坏。所以，家长尽量少用或不用消毒湿纸巾，会清水洗会更好。

## 2. 肠道菌群会影响肺部的免疫能力？

肠道菌群可以调控免疫细胞的活性，还能刺激肠黏膜上淋巴组织的发育。最让人惊讶的是，美国耶鲁大学和日本九州大学的科学家通过小白鼠实验意外地发现，正常的肠道菌群竟然还可以影响肺部的免疫能力，帮助人类免受呼吸道病菌的侵害，所以维持肠道菌群平衡非常重要。

### 3. 吃应季食物能提高免疫力吗?

当然能够吃到应季食物最好,在什么季节吃什么样的食物,符合时令节气,食物的营养价值也最高。但如果是在冬季,食物生产比较少的季节,吃反季节食物反而比吃窖藏很久的食物或者腌制的食物更有营养一些,因为储存很久的窖藏食物和腌制食物营养流失了很多,无论是口感还是营养成分都不如反季节食物。所以我建议在春夏秋三个食物比较充沛的季节,尽可能吃当季食物,冬季以吃反季节食物为主,尽量少吃或不吃窖藏或者腌制食物。

## 4. 有种说法是"水是最好的药",多喝水能提高免疫力吗?

"水是最好的药",这种说法本身就充满了伪科学气息。任何药物,都只在针对具体的疾病时才有效,所以不可能存在什么最好的药。人体每天需要适量的水,但超过正常需求量的水对身体并没有什么好处。生病的时候医生嘱咐多喝水,是要避免脱水,而不是把水当作药来治病。

### 5. 为什么接种疫苗后还会得病?

接种疫苗却还是得病的情况很少见,主要原因有以下几种。

1.疫苗的有效率没有达到100%。通常情况下,接种疫苗的有效率在90%~98%之间,所以少数孩子即使接种了疫苗,还是会得病。不过,症状要比没有接种疫苗的孩子轻得多。

2.灭活疫苗需要通过多次接种才能让人体产生足够的抗体,减毒活疫苗接种后至少一个月才能真正起作用。在此这期间孩子接触了疾病病原体,就有可能因体内抗体数量不足而得病。

3.疫苗接种过程中的一些人为错误,如孩子吐出部分脊灰疫苗糖丸、注射时有液体溢出、注射部位不正确等。

## 6. 能不能靠药物帮助孩子提高免疫力？

除了接种疫苗外，其他药物和免疫调节剂具有一定的抗御疾病能力，但其中所含的抗体，并不是针对某一种特定细菌或病毒的特异性抗病物质，因此不是万能的预防药。最具有代表性的是丙种球蛋白。长期反复使用，会抑制自身合成丙种球蛋白的能力，降低抗病力，还有可能引起过敏等不良反应，甚或肝炎、艾滋病等。一般来说，具有正常免疫功能的孩子是不需要的，若出现了免疫功能低下的情况可以酌情选用。

有些家长认为为孩子选用保健品也是帮助孩子提高免疫力的好办法。事实上，目前市场上流行的保健品中还没有专门提高免疫力的，很多宣称以提高免疫力为主要功效的保健品，其实并没有临床和理论上的科学根据，选择保健品，不如改善孩子的饮食结构。

在这里再次提示父母，在为孩子选择免疫调节制剂之前，最好到医院进行免疫功能测试，切忌盲目使用，否则不仅无助于增强孩子的抗病力，反倒可能适得其反。

## 7. 如何判定孩子免疫力低？

孩子本身免疫力发育滞后，他们对环境的适应能力较弱，尤其在季节交替的时候，或者是寒冷的冬天，常发生感冒、发热的现象，这种情况一般不需要特别的药物治疗，随着孩子免疫系统的发育成熟，情况自然会好转。如果过于频繁，则需要医生指导使用一些药物。

某些过敏体质的孩子往往也容易生病，在他们身上经常出现反复呼吸道感染的现象，还有的孩子一次生病之后，需要很长时间才能彻底恢复，这类情况通常在1岁以后的小朋友中比较多见。孩子生病的原因并非免疫力低，而是由于过敏引起的，治疗的关键应该是弄清楚原因后有针对性地治疗。

还有部分孩子确实存在着免疫力低下的情况，可能是由于先天免疫系统缺陷，也有可能是后天造成的，这种情况需要经过专业的免疫科医生进行诊断。

## 8. 天气冷，孩子能不能出门？

天气一冷，妈妈怕孩子着凉，就不让孩子出门。这么一来，孩子的呼吸道长期得不到外界空气的刺激，得不到锻炼，更容易感染疾病。不得病的孩子永远没有免疫力。对于一些小病，妈妈只需要认真对待，密切观察，不必惊慌。很多研究证实，孩子经常患一些小病，有助于免疫力的提高，对预防严重的疾病很有好处。

如果天气比较冷，但是孩子体质比较好，是可以出门的，这样还有利于孩子抵抗力的加强。

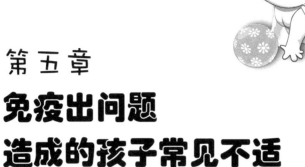

# 第五章

# 免疫出问题
# 造成的孩子常见不适

如果孩子免疫力低下，总会在身体上表现出一些不适的症状，这时爸爸妈妈一定要从表面找到导致孩子生病的根本原因，并且根据不同的症状，采取不同的方法，帮助孩子强身健体，提高孩子的免疫力，让孩子健康快乐地成长。孩子就像是一棵小树，充满活力，但是也很脆弱，爸爸妈妈一定要时刻注意孩子的身体状况，从免疫力上帮助孩子有一个强壮的身体，这样孩子才可以独自面对自然中的各种危险。

# 体虚反复感冒，都是免疫力低惹的祸

感冒是最常见的疾病之一，没有人一生中不患感冒，孩子患感冒的概率更高。可是如果孩子一年中感冒的次数超过五次以上，那可就不仅仅是感冒的问题了。现代医学研究证实，反复感冒不仅仅是感冒，造成病情反复发作的根本原因是人体自身的免疫力低下。对于孩子更是，孩子本身生长发育还没有成熟，反复感冒可能是免疫力低惹的祸。

频繁感冒的主要原因是人体免疫不足。所谓免疫力，简单地说，就是人体免于各种病原微生物侵害的能力。免疫系统如同保卫身体的战士，随时准备和侵入人体的细菌作战。当人体免疫力降低时，各种外界有害微生物如细菌、病毒、支原体等就容易由上呼吸道侵入人体，引发感冒。在人体免疫力不足的情况下，它们都可以成为感冒的病原体。虽然人体对不同的病原体会产生相应的抗体，以抵御再次感染，但抗体具有专一性和时限性。比如链球菌抗体只能在较短时期内保护机体不受链球菌的再次侵犯，并不能抵御其他病菌的感染，这就是人们对感冒防不胜防的原因。

反复感冒危害特别多，对于孩子，危害更大，对孩子的成长发育是一个特别大的威胁。反复感冒是人体免疫力大幅下降后最明显的表现形式，它会使许多慢性疾病的病情加重，并引发许多重大疾病。医学专家指出，如果一个人在一年内感冒超过5次，那么就意味着他抵御各种重大疾病的能力是正常人的1/5。孩子本来就比较娇嫩，如果孩子免疫力比较低下，可能不仅会反复感冒，身体还会出现其他症状，孩子的健康就会出现比较大的问题。

孩子感冒了，大部分的爸爸妈妈会给孩子服用感冒药。其实这样的做法是不妥当的，儿童身体各组织器官尚未发育成熟，各器官的功能也不完善，对药物非常敏感。所以，我作为医生，告诫各位爸爸妈妈，孩子患感冒时，不要滥用感冒药和抗生素，更不要动不动就输液。感冒一般为病毒感染，滥用抗生素反而会增加细菌的耐药性。

孩子的感冒问题关键还在于预防。注意保暖、加强锻炼、定期注射流感疫苗、日常多补充维生素，都可以强化孩子的免疫防线。营养的好坏，与孩子的免疫力有直接关联，特别是维生素的摄入。维生素虽然不是三大营养物之一，但它直接参与人体的新陈代谢，促进各种营养物质的吸收利用。如果缺乏维生素，营养就很难达到均衡，孩子的免疫防线就会受到影响，甚至影响孩子的正常生长发育。

不仅如此，维生素本身与人体的免疫功能有着密切的联系。例如维生素A，能加快淋巴细胞的分化和成熟，产生各种专门消灭病原菌的"淋巴因子"；维生素E则能促进免疫器官的发育和免疫细胞的分化，提高免疫功能。除此之外，烟酸、泛酸和铁、锌、硒等营养素都和人体的免疫力有关联。因此，孩子的日常膳食要多种多样，各类营养素的摄取要适量且均衡，这样才能让孩子的免疫系统强壮起来。

我们常以为可以从日常食物中获得足量的维生素，可是蔬菜水果从采收到摆上餐桌，由于洗、切、煮等，维生素已大大流失。以绿叶蔬菜为例，从采摘、储运到上餐桌的3天时间里，所含维生素C仅剩下1/6。所以，食用蔬菜水果不能保证我们摄取到足够的维生素。另外，温室栽培的蔬菜水果由于接受的光照少，维生素的含量也相对少。建议爸爸妈妈除了每日给孩子吃充足蔬菜、均衡饮食外，还需给孩子适当补充一些儿童专用复合维生素，这是补充维生素简便而有效的方法。

除了合理饮食，补充维生素之外，父母如何帮助孩子增强免疫力，防疾患于未然呢？我给爸爸妈妈提出以下几点建议。

1.让孩子加强体育锻炼，通过运动提高孩子的免疫力，每天运动30～45分钟，如果孩子不喜欢运动，爸爸妈妈最好和孩子一起运动，运动贵在持之以恒。

2.让孩子保持心情开朗，处于无压力或是压力比较低的情况，让孩子多参加一些学校的课外活动，多交朋友。

3.孩子一定要生活起居规律，养成规律的生活习惯，定时起床、吃饭和睡觉。特别是睡眠，现代科学证明睡眠不良和免疫系统功能降低有关，因此孩子充足的睡眠很重要。

4.给孩子多喝水，促进体液循环，有效排出毒素。

如果方便的话，父母可以为自己的孩子做一个香囊，准备苍术、石菖蒲、川藁本、山奈、甘松、丁香各10克，樟脑、冰片各5克，研成粗末，然后装入香囊内缝好，佩戴在孩子的胸前，佩戴15天后换药。由于选用的中草药大都含有挥发油，气味清香纯正、持久，对多种细菌和病毒、真菌有不同程度的抑制或杀灭功能，从而起到了扶助机体正气、增强身体免疫力、驱邪避疫的作用，有效地提高了上呼吸道抵御病原微生物入侵的能力，从而达到预防感冒的目的。

此外，爸爸妈妈可以根据孩子需要可到医院进一步检查，是否存在相应抗体水平低的原因，根据医生的建议看看孩子是否需要服用一些可以调节免疫力的药物。

# 孩子发热，正确降温很重要

我经常会听妈妈们这样抱怨："孩子一感冒，就发热，或者不知道什么原因，莫名其妙就发热，怎么办呢？"其实，孩子发热是比较常见的症状，但是很多爸爸妈妈对于如何给孩子降温并不十分了解，只是一味地让孩子吃退热药，这样是非常不利于孩子健康的，爸爸妈妈应该根据孩子发热的具体情况，选择最适合帮助孩子降温的方法。

## 孩子发热，不要急于用药

一般，我在医院最常遇到的是急性发热，这是5岁以下孩子最常见的症状和就医原因，感染性疾病，例如感冒、肺炎和某些急性传染病则是引起发热的主要原因。无论感染性还是非感染性发热均可引起孩子食欲减退、烦躁不安、头痛、咽痛等症状。

父母想要帮孩子治疗时，首先要想到发热是疾病过程中人体的一种特殊反应，对机体有保护作用。一定限度的发热，体温小于或等于38.5℃，能促进血液循环，调动全身免疫细胞功能，有利于消除病原体和致病因素，一般无需退热。

另外，高热或长期高热不退可致神经系统兴奋性增高，尤其是超高热对儿童身体的损害较大，可能会促发高热惊厥，年龄越小，体温越高就越容易发生高热惊厥。这可能与孩子大脑发育不能完善，分析、鉴别和抑制能力较差有关，以致较弱的刺激也能在大脑引起强烈的兴奋与扩散，导致神经细胞突然异常放电而发生惊厥。超高热对孩子大脑的损害极大，造成大脑耗氧量增加，脑细胞缺氧，代谢紊乱导致脑水肿。

目前，在一些医院仍有医生喜欢用见效快的退热针，这种做法对儿童身体危害极大。退热针的降温作用机制是抑制人体下丘脑中前列腺素合成酶，致中枢内前列腺素合成和释放减少，阻断内热原使体温调定点下移，通过增加散热使皮肤血管扩张、血流量增加、出汗增多而降低体温。孩子发热是孩子自身免疫系统在进行"战斗"的一种表现，所以如果孩子发热，千万不要急于使用退热针。

如果孩子体温低于38.5℃，不会对大脑造成损害，可以不用退热药，多喝水，进行物理降温，密切观察病情即可。若体温超过38.5℃，再服用退热药。

## 掌握酒精擦浴退热法很重要

当孩子发热时，父母可以采取酒精擦浴的物理降温方法处理发热。正确的操作方法是将纱布或柔软的小毛巾用酒精蘸湿，拧至半干，按腋下—掌心—腹股沟—脚心等顺序擦浴，边滚动边按摩，直至擦浴部位的皮肤擦至微红为宜。使皮肤的毛细血管先收缩后扩张，在促进血液循环的同时，借酒精的挥发作用带走体表的热量而使体温降低。

在进行擦浴时，应注意以下几个问题。

1.选用25%～30%浓度的酒精，不要选用太高浓度的酒精，否则会刺激皮肤浅表血管及毛孔收缩，导致寒战，使体温升得更高。

2.年龄较小的小婴儿皮肤较为娇嫩，不适合酒精擦浴。

3.在擦浴的同时还须避开患儿枕后、耳郭、心前区、腹部、阴囊及足底部位。因为擦拭这些部位，易引起患儿寒战、呼吸困难、心律失常、面色苍白、腹泻等不适反应。

4.酒精擦浴适合高热、无寒战、四肢无汗的孩子，而对高热、寒战、四肢冰冷的孩子，酒精擦浴则会引起皮肤血管和毛孔进一步收缩，妨碍体内热量的挥发，使体温进一步升高。

# 不要一味靠捂汗退热

很多父母遇到孩子发热，就慌忙关紧门窗，防止风吹到孩子，或者用被子将孩子紧紧包裹起来，好捂出汗退热。其实，这样未必就能把热给退下来，父母一定要记住，给孩子退热不能一味靠捂汗，要根据具体情况具体分析。对于出汗较多、无寒战、四肢温暖的孩子，则要保持室内的一定通风，不宜捂得过多，因为发热时室内温度过高，会不利于孩子体表的热量散失，可分房间开窗通风，保持外环境的清爽，利于生病的孩子体表热量发散。而对于发热无汗的孩子，则不适合开窗降温，因为室温低会引起患儿血管及毛孔收缩，导致散热不良，对于这类发热的孩子，可加衣被保暖，使血液循环加快、体表毛孔扩张，从而达到散热的目的。同理，发热的孩子主要以温水浴降温，冷水浴也会引起孩子血管及毛孔收缩，散热不良。

爸爸妈妈要根据孩子发热的具体情况，选择不同的方法进行降温，如果孩子发热温度不高，不会威胁孩子的身体，父母最好选择物理降温，这样可以帮助孩子免疫力的加强。但是如果孩子发热温度比较高，最好去医院咨询专业的医生，以防对孩子的身体造成不良影响。

# 孩子脖颈上为何会长"黄豆"

孩子脖颈上长"黄豆",指的是孩子的脖颈上有突起的肿块。孩子由于免疫力相对较弱,免疫力还没有发育成熟,脖子处常发生炎症肿块,比较常见的病因是颈淋巴结炎、颈淋巴结核。

颈淋巴结炎分为急性颈淋巴结炎和慢性颈淋巴结炎。颈部急性淋巴结炎多见于儿童,多是由上呼吸道感染、扁桃体炎、龋齿、咽炎、口腔炎、外耳道炎等炎症引起,如果没能及早进行治疗,可能会引起其他疾病,如化脓性扁桃体炎、齿龈炎。

淋巴结核,多见于儿童,一般在孩子免疫力低下时发病,具体表现为颈部单侧或双侧可有多个大小不等的肿大淋巴结。初期,肿大淋巴结硬,无痛,可推动。病变发展,因淋巴结周围炎,使皮肤和周围组织发生粘连,各个淋巴结也可互相粘连,融合成团。晚期,淋巴结发生干酪样坏死、液化,形成寒性脓肿,破溃后可流出豆渣样或米汤样脓液。

如果患有淋巴结核,少部分孩子可能会出现低热、盗汗、食欲不振、消瘦等全身中毒症状。位于单侧或双侧胸锁乳突肌的前、后缘有多个大小不等的肿大淋巴结。

儿童淋巴结结核常以淋巴结肿大就诊,全身中毒症状如发热、咳嗽等发生率较低,受累部位以腋下及双侧颈部多见,常累及单个淋巴结,确诊通常需病理学检查。父母要注意,孩子除了颈部发生病变之外,腋窝处也会产生淋巴结核。腋窝淋巴结核多为新生儿卡介苗注射后发生的卡介苗性淋巴结核。

如果父母发现孩子颈部出现肿块,很有可能是颈淋巴结炎、颈淋巴结核。这时父母一定要带孩子去正规的医院就医,不要认为只是淋巴发炎了,而不予以重视。

# 孩子长口疮，家长别慌张

孩子患口疮了，一疼起来闹得全家不得安宁。所谓口疮，又称口腔溃疡，无论大人还是小孩都较常患的一种的口腔黏膜疾病。常发生在舌的边缘、唇、颊、牙龈或上腭黏膜处。口疮每次出现时先在口腔里出现有疼痛感的小红点，1~2天后形成黄豆大小的灰白色溃烂斑，底浅，边缘整齐，周围有红晕，同时在表面有黄白色渗出物覆盖。溃疡少则一两个，多则数十个，但都孤立存在。可单发或多发在口腔黏膜的任何部位，持续4~5天后会转入愈合期，一般10天左右可不药而自愈。愈合后不留任何疤痕，但可以反复发作。

口疮的局部症状比较显著，有剧烈的烧灼样痛，遇冷、热、酸、咸等刺激都会使疼痛加重，因为疼痛，孩子不爱说话了，也不爱吃东西了，所以作为家长也没办法置之不理。

民间盛传，口疮反复发作是和免疫功能下降或一直低下有直接关系。因此，有很多家长一发现孩子长口疮了，慌慌张张来就医，担心是不是孩子免疫力降低了，是不是健康出问题了。其实这种担心是有一定道理的，反复长口疮的确是免疫力降低的一种表现，还有孩子出现感冒、咽炎、扁桃体炎、腹泻或消化不良、精神刺激、情绪紧张、过敏反应、急性传染病等情况之后或者在患病过程中也会出现口疮。研究还发现，口疮反复发作和缺乏微量元素锌、铁等有关。所以，当孩子出现口疮时，父母一定要提高警惕，尤其是反复患口疮或者口疮比较严重的话，一定要去医院咨询专业的医生。

如果孩子生了口疮，父母一定要注意以下几点。

1.一定要让孩子清淡饮食，食物应尽量稀软、细碎、光滑，如鸡蛋羹、蔬菜粥，以免造成进食时疼痛或摩擦，影响口疮愈合。可以多进食萝卜、黄瓜、苹果、冬瓜、白菜、百合、梨和绿豆等清热解毒的蔬菜水果，比如凉拌小黄瓜、绿豆汤、冰糖梨水等。

2.注意营养素的补充，多吃富含维生素C的食物，如西红柿、番石榴；富含B族维生素的食物，如蛋黄，可以促进黏膜再生；同时要注意多吃富含锌的食物，如牛肉、猪肉、动物肝脏。

3.少吃辛辣、生冷、坚硬和油煎的食物，以及干果，例如花生、瓜子等容易"上火"的食物。

4.孩子要多喝水，多吃纤维素丰富的食物，保持大便通畅。可以用莲子芯沏茶，或用金银花、麦冬泡茶饮用，起到滋阴清热的作用，对预防口疮效果不错。

5.家长应避免孩子过于疲劳、紧张，要适当运动，保证充足的睡眠时间，不要熬夜，不要过度玩电脑、看电视。

6.一定要注意口腔卫生，可以用淡盐水、淡茶水漱口，不要因为疼痛而不刷牙，以免加重病情。

7.注意纠正孩子张口睡眠的不良习惯，因为张口呼吸易使口腔黏膜干燥而引起损伤。

在这里，我再给父母介绍几个小偏方，家长不妨试试，可以起到很好的辅助效果。

1.把乌梅肉烤干磨成粉，加冰片敷在溃疡面上。也可以把蜂蜜或白糖敷在溃疡面上起到杀菌、止疼作用。

2.可取1～2片维生素C药片压碎，撒于溃疡面上，让孩子闭口片刻，每日2次。

3.每次取1汤匙全脂奶粉，加入少许白糖，用开水冲服，每天2～3次，临睡前冲服效果最佳。通常2天后溃疡即可消失。

4.取适量西瓜瓤，挤取出汁液后让孩子含于口中，2～3分钟后嘱咐孩子咽下，再含服西瓜汁，反复数次，每天2～3次。

# 咽炎、扁桃体炎

孩子老是感觉喉咙里有东西卡着，喉咙干痒，吞咽时疼痛不适，父母第一反应，可能孩子患咽炎或者扁桃体炎了。

咽炎和扁桃体炎的症状十分相似，一时难以区分，这时父母不要急于自作主张用药，要将两者确诊清楚。因为虽然两者症状一样，但致病原因却不同，两者所采取的治疗方法也不同。

咽炎是咽部黏膜下组织发生了炎症，一般是由急性咽炎引起的咽部黏膜充血、黏膜下淋巴组织增生造成的。经常张口呼吸、接触粉尘、呼吸化学气体、牙龈炎症等都可以引发咽炎。扁桃体发炎是扁桃体发生了炎症，扁桃体分布在咽部的两边，不发炎是看不到的。

可能辨别咽炎和扁桃体炎对父母来说比较困难，所以最好可以去医院进行诊断，看看孩子到底是咽炎还是扁桃体炎。

一般来说扁桃体炎与咽炎比较起来，对孩子的危害更大，所以父母要更多的了解扁桃体炎。

到1岁末，儿童的扁桃体随全身淋巴组织的发育而逐渐增大，4～10岁时发育达到高峰，14～15岁时又逐渐退化，故扁桃体炎、咽喉炎常见于学龄前或学龄儿童。

扁桃体是机体防御疾病的"门卫"，极易受到感染，同时它还是重要的周围免疫器官，有捕捉抗原、产生抗体、免疫记忆、细胞免疫的功能。随着儿童年龄的增长，这些免疫功能逐渐减弱。

值得重视的是，反复感染发炎可使扁桃体成为窝藏细菌的源头，从而引起一些严重的全身性疾病，如风湿热、肾炎等。这样一来，扁桃体就从一个防卫器官变成了储存细菌的地方。

因此，要想从根本上治愈扁桃体炎，最好是增强孩子体质及免疫力，不过增强孩子的体质是一个需要长时间的过程，如果孩子患了咽炎或是扁桃体炎，父母在注意孩子免疫力的同时，还要做好孩子生病期间的养护工作。

1.孩子的饮食要清淡，一定要注意不能吃辛辣、生冷的食物，可以多吃一些清热解毒的食物，例如绿豆、梨、冬瓜、白菜等。

2.不能让孩子吃一些"上火"的东西，例如羊肉、橘子等。另外，千万不要让孩子吃海鲜类食物，会加重病情。

3.孩子要多喝水，可以加速新陈代谢，并且起到帮助身体排毒的效果。

4.让孩子多多休息，在睡眠之中，人体的恢复能力是最强的，所以千万不要让孩子过多地玩游戏或是看电视。

5.在咽炎或扁桃体炎快好的时候，父母最好带着孩子去户外运动运动，帮助孩子恢复体力和增强抵抗力。

如果孩子出现咽炎或是扁桃体炎时，父母千万不可忽视，要及时带孩子去医院进行相关的检查，因为这两种病症不好区分，必须让专业的医生进行及时的诊断，千万不要耽误孩子的治疗。

# 鼻子老出汗说明免疫力差

如果天气比较热，或者运动之后，人都会出汗，从出生开始，出汗和睡觉、吃饭一样，是人身体新陈代谢的正常表现，通常是人身体健康的表现，但是也有例外。如果孩子鼻子老出汗，说明孩子的免疫力差，免疫系统出了问题，容易突发感染。这时父母要从各方面帮助孩子提高免疫力，强化孩子的免疫防线，以便让孩子更好地抵御病菌的进攻。

有时，父母老感觉孩子流汗，特别是脖子后面、背部总是湿漉漉的，便忧心孩子是否盗汗了。如果孩子前半夜出汗，可能是孩子刚喝过奶，或者白天活动量比较大所导致的，属于正常现象；如果发生在后半夜，父母就要当心了，这就属于盗汗了，家长最好带着孩子去医院检查一下。

出汗的状态不同，预示着所患疾病不同，见下表。

| 出汗名称 | 出汗表现 | 预示疾病 |
|---|---|---|
| 盗汗 | 在睡醒后发现大汗淋漓 | 结核病、小儿佝偻病等 |
| 大汗 | 无明显诱因而大量出汗不止 | 营养不良或化学物中毒 |
| 自汗 | 安静的状态下出汗不止 | 发热、肺炎、风湿热等 |
| 战汗 | 寒战高热后出汗不止 | 肺炎、急性胆囊炎等 |
| 偏汗 | 身体一侧出汗而对侧无汗 | 偏瘫、脑卒中以及胃肠神经、心血管神经功能紊乱等 |

父母多了解相关知识，当孩子出汗时，可以根据出汗情况做到心里有数，能够进行初步的判断，不至于惊慌失措，然后带孩子去医院做进一步的确诊，孩子很快会恢复健康。

# 孩子厌食要应对有招

几乎每个孩子都有不爱吃饭的时候，即使追在孩子屁股后面喂，都没有用。如果孩子只是一时这样，且精神状态很好，可能是孩子真的不饿，那就不要强迫孩子去吃饭，等到他饿的时候，自己就会去找吃的。但如果孩子较长时间的不爱吃饭，甚至看见食物就表现得很烦躁，精神倦怠，脸色发黄，唇色淡黄，大便也不正常，这可能是孩子患上厌食症了。

父母这时不要慌，仔细了解一下孩子出现这种状况的原因，首先看看是不是自己喂养不当，或者问问看孩子最近是不是有什么压力。如果以上不存在问题，再看看孩子的脾胃运化功能是否正常，基本上孩子厌食是由这几个原因造成的，可一一排除。

如果孩子的脾胃出了问题，父母除了要带着孩子去医院就诊外，最好平时也能够调理孩子的脾胃，由于脾胃需要慢慢地调理，是一个漫长的过程，父母一定要细心、耐心，有恒心，尤其在饮食上，父母一定要给孩子合理地调整饮食结构，健康合理的膳食结构是健康的基础，也是调理脾胃的基础。孩子的饮食应该有规律，三餐要定时、定量，不暴饮暴食；平时多吃易消化食物，如稀饭、粥等；少吃有刺激性和难于消化的食物，如酸辣、油炸、干硬食物，生冷食物也要让孩子尽量少吃。

可以让孩子吃一些常见的健脾养胃的食物，如粳米、薏苡仁、白扁豆、大枣、山药、鸡蛋、莲子、南瓜、香蕉、蜂蜜、小米、鸡肉、胡萝卜、山楂、莲子等。

在这里给父母们推荐比较健脾养胃的特效食谱。

**1.胡萝卜大米粥**：取大米100克，胡萝卜50克，胡萝卜切碎，将大米煮成粥后加入胡萝卜煮熟烂后食之，有健脾温胃的功效。

2.芡实茯苓粥：取芡实15克，茯苓10克，大米适量。先将前两味入锅，加入适量水，煮至软烂，再加入大米适量，继续煮烂成粥，分顿服。有健脾除湿、涩肠止泻之功效。

如果是孩子情绪不好的原因，父母要帮助孩子调节情绪，比如减少孩子的补习班或者兴趣班，减少对孩子学习成绩的关注度，周末或假期带孩子去旅游，适度放松对孩子的管制。同时培养孩子积极向上、轻松乐观的情绪，可以使人体阴阳平衡、气血畅通、神志清楚，使身体保持健康状态或促使疾病痊愈。现代医学研究也证明，当人的精神愉快时，中枢神经系统兴奋，指挥作用加强，人体内进行正常的消化吸收、分泌和排泄的调整，保持旺盛的新陈代谢。

平时，家长多带着孩子去运动，适当的运动，能够锻炼孩子的胃肠功能，使胃肠蠕动加强，消化液分泌增加，促进食物的消化和营养成分的吸收，并能改善胃肠道本身的血液循环，促进新陈代谢。

现在生活在城市的大部分孩子都不喜欢运动，并且也没有场地让他们足够进行运动，所以，父母最好在周末或是节假日，带着孩子远离城市的喧嚣，去农村或是农场，让孩子动起来，这样也可以让孩子保持良好的心情。

# 冬春季节当心孩子容易得水痘

当孩子发热，体温38.5℃左右，伴流涕、轻咳等不适感，第二天又出现皮疹，开始为红色斑丘疹，多分布于头部、躯干等，四肢很少，几小时后皮疹很快发展成圆形、大小不一的清亮水疱，像露水状，周围的皮肤略红，很痒，孩子忍不住会抓挠，经常会抓破，再过两三天，疱疹会慢慢变干而结痂。皮疹会一批又一批地发出，家长常能够看到孩子的皮肤上同时可见新的、旧的水疱疹及结痂，一般不用吃药或进行特殊治疗就能好。不过，病程一般要持续一周才能结束，两周后痂盖会自行脱落，一般不会留下瘢痕。

由于水痘是一种急性病毒性呼吸道传染病，通过呼吸道飞沫或接触传播，比如咳嗽、打喷嚏、飞沫传播，也可通过水痘疱疹浆液污染手或衣物用品，引起直接或间接传播，传染性很强，容易在集体托幼机构内引起流行，在冬春季节尤其容易发病和流行。所以，当发现有一个孩子患水痘时，家长和老师要做好隔离工作。

患过一次水痘后能够终身免疫，也就是说如果孩子患过一次水痘，以后基本上不会再感染上。但当孩子的抵抗力减弱时（如用过肾上腺皮质激素或其他免疫抑制药），再次接触此病毒，仍会被传染上，不过所起的已经不是水痘，而是表现为带状疱疹。

由于治疗效果有限，这就要靠孩子的自愈力了，因此护理十分重要。

1.如果发现自家孩子患了水痘，要主动进行隔离，不应到托幼机构或学校，以免传染其他孩子，直至皮疹全部结痂为止。

2.让孩子多卧床休息，打开窗户让房间内的空气流通，温度要适宜，孩子的衣被要整洁，不要给孩子穿得太过厚，不要让孩子穿化纤衣裤，否则会增加皮肤

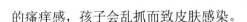

的瘙痒感，孩子会乱抓而致皮肤感染。

3.父母要勤帮孩子剪指甲，千万不要让孩子去挠水痘，以防留下瘢痕。

4.发热时应多饮水，吃清淡、富有营养、易消化的食物，如藕粉、稀粥、面条等，不要吃辛辣有刺激的食物。

5.注意眼、耳、口、鼻的卫生，如果发孩子感觉眼睛干涩，父母可用菊花煎熬，并以药棉或纱布润湿洗涤，再用清洁软纱布擦净。患儿如发热，出现心烦不安、睡眠不宁、口咽干燥，可多饮白开水或果汁液等，也可用菊花煎液兑蜂糖口服。

另外，给家长介绍两则缓解水痘的食疗方法，有兴趣的家长不妨一试。

1.板蓝根银花饮：取板蓝根100克，银花50克，甘草15克，冰糖适量。将板蓝根、银花和甘草加适量水煎煮，去渣后加入冰糖。每服10～20毫升，每日数次。可清热凉血解毒，适用于水痘及一切病毒感染所引起的发热。

2.绿豆薏仁汤：取绿豆100克，薏苡仁100克，白糖适量。将绿豆、薏苡仁加水煮汤。服用时加白糖适量，代茶饮用。可利水消肿、清热解毒，适用于水痘。

# 让孩子远离手足口病的痛苦

手足口病是由肠道病毒引起的传染病，多发生于婴幼儿。先是表现咳嗽、流鼻涕、烦躁、哭闹，多数不发热或有低热，类似感冒的症状。发病1~3天后，于手、足掌及口腔内出现红疹，疹子的直径3毫米左右，当红疹转为水疱，水疱破溃后会具有传染性。生长于手足的红疹较不易影响孩子的情绪，但口中的水疱破裂会使孩子剧痛，不肯进食。孩子会经常流口水，并有发热及不安等症状。

由于手足口病传染性很强，可以通过唾液飞沫或吃带有病毒的苍蝇叮爬过的食物，经鼻腔和口腔传染给健康孩子，也可因直接接触而传染。当家长或者老师发现患儿时，要及时就诊且做好隔离工作，避免传染其他孩子。

手足口病目前还没有疫苗可接种，也没有特效药，而且感染后不会终身免疫，可能会重复感染，所以，对其预防很重要。

1.不要接触患病的孩子，如果是自己的孩子患病，要及时隔离治疗，不要再送去幼儿园或外出接触其他小朋友，孩子使用的物品、餐具、玩具等都要消毒处理。

2.保持营养均衡，合理安排作息时间，坚持户外活动，增强孩子的抵抗力。

3.注意环境及孩子的卫生，室内保持通风换气，疾病流行期尽量不让孩子去人多的公共场所。不让孩子吃生冷的食物，嘱咐其勤洗手，防止病从口入。

4.家长要注意自身的个人卫生，避免成为传染源。

孩子手足口病发热一般为低热或中度发热，无需特殊处理，可让孩子多喝水。只要不是严重的感染，患病的孩子不需要住院，在家护理就可以了。因此，家长掌握一些护理和预防的知识，对减少感染的概率、减轻孩子的痛苦、提高治愈率是非常有帮助的。

1.孩子的房间要定期开窗通风，保持新鲜空气流通，温度适宜，有条件的家庭，每天可用乳酸熏蒸进行空气消毒，减少人员进出孩子房间，禁止吸烟，防止空气污浊，避免继发感染。

2.安抚孩子，保证休息。患手足口病的多是3岁以下的孩子，因为疱疹的疼痛刺激，孩子会因为不舒服而哭闹不安，家长要有足够的耐心，安抚和照料好孩子，消除他的紧张和恐惧，保持情绪稳定，让孩子能休息好，对疾病的恢复有好处。

3.保持皮肤清洁，孩子的手部、掌面、足部会出现疱疹，如果抓破后，容易引起细菌感染，所以要保持孩子衣物、皮肤的清洁。给孩子穿柔软的棉织内衣、软底鞋子，尽量减少皮肤破损。每天晚上睡觉前用温水给孩子洗澡，但不要用肥皂、沐浴露。给孩子剪短指甲，必要时可以给孩子戴上手套，防止抓破皮疹。臀部有皮疹的孩子，应随时清理大小便，保持臀部清洁干燥。手足部皮疹初期，可涂炉甘石洗剂，如有疱疹形成或疱疹破溃时，可涂碘伏，注意保持皮肤清洁，防止感染。

4.吃好消化、无刺激的食物。孩子的口腔黏膜长了疱疹和溃疡，因为疼痛，孩子会拒绝吃东西，而且会流口水，这时要给他吃些高蛋白、高维生素、营养丰富而且容易消化的流质或半流质食物，比如牛奶、鸡蛋汤、菜粥等。食物也不能太热，温的或凉的为好，尽量避免对口腔溃疡造成刺激。每次吃完饭后，要让孩子喝几口温开水，起到清洁口腔的作用。

手足口病是传染病，所以，要注意隔离、消毒和自我保护，防止传播。孩子的衣物、餐具、玩具等要做好消毒处理，切断传播途径。

另外，还要注意观察孩子的身体变化，包括体温、面色、呼吸、咳嗽和口周皮肤黏膜的颜色等，如果有变化，要及时去医院。

如果孩子出现以下情况，尤其是3岁以下的小孩子，有可能在短期内发展为重症，一定要及时就医。

1.持续高热不退。

2.嗜睡、易惊、烦躁不安、抽搐。

3.肢体痉挛、无力、抽搐。

4.呼吸浅而急或呼吸困难。

# 不容忽视的孩子过敏性紫癜

大多数父母对过敏性紫癜不了解，孩子身上有出血点，以为被昆虫叮咬了，关节痛以为是受伤所致，或者孩子闹着腹痛，甚至伴有恶心、呕吐，以为是肠胃出了问题，遇到这些情况，家长不要掉以轻心，很有可能孩子患上过敏性紫癜了。

小儿过敏性紫癜发病较急，孩子或家长首先看到的通常是皮肤紫癜，大多开始出现在双侧小腿、踝关节周围，有时还伴有荨麻疹，病情较重的孩子上肢、胸背部也可出现出血点，甚至会有大片瘀斑或血性水疱。紫癜的特征是高出皮肤、大小不等、呈紫红色、压之不退色的出血点。一般1～2周消退，也可反复出现或迁延数周、数月不退。

其次是有关节疼痛，有1/3～2/3的患儿会发生关节红肿疼痛，不能走动。多见于踝关节、膝关节，甚至部分患儿出现关节腔积液。关节肿胀的特点是消退后不留后遗症。还有少数患儿出现脐周疼痛、呕吐，甚至便血、肠套叠。另有约30%的患儿会出现肾脏损害，如血尿、蛋白尿或管型尿，这种较严重的表现称为紫癜性肾炎，一般发生在病后2～4周。肾炎发病轻重不一，多数为轻型，通常不治自愈，少数可出现肾功能衰竭、尿毒症。

如果发现孩子身上有出血点，相信大多数家长都会高度重视，选择到正规医院进行诊治。

从家长和孩子配合治疗的角度来讲，调节饮食在小儿过敏性紫癜的治疗中就显得尤为重要了。首先应不要给孩子吃含动物蛋白的食物，如鸡、鸭、鱼、虾、牛奶或各种肉类，多给孩子吃素食。

经过治疗，紫癜消失1个月后，才可恢复动物蛋白的饮食，恢复的原则是含动物蛋白的饮食一样一样地逐步添加。3天加一种，吃后无过敏反应再逐步加第二种、第三种。这样既保证了安全，也有利于发现过敏原为何种动物蛋白。

其次，治疗期间不要让孩子到冷空气或人群密集的环境中去，避免剧烈运动、过度疲劳，杜绝感染机会。因为，病毒或细菌的感染可导致紫癜的复发，一般3个月内患儿情况平稳，以后复发的机会很少。如果紫癜迁延不愈，超过3个月，复发概率就会增加。

最后，家长还要督促患儿按时服药，遵医嘱定期复查。有过此病史的孩子，家长要为孩子做好防护工作。

1.家长让孩子避开致病原，减少接触，如花粉、化学物品、油漆、汽油、尘螨等。

2.家里不要养宠物，尽量让孩子减少与动物皮毛的接触，特别是已经明确致敏原的患儿更应当注意。

3.给孩子吃的食物要干净卫生，让孩子勤洗手，不让其吃不干净的瓜果及水生植物，以杜绝肠道寄生虫感染的机会。

4.让孩子多运动，加强锻炼，增强体质，提高身体对各种感染的免疫力，抵御发生过敏性紫癜的诱因。

5.注意气候变化，及时为孩子增减衣服，预防感冒，房间内定时通风换气以保持居室内的空气清新。

6.在病情未痊愈之前，不要接种任何预防疫苗，必须是痊愈3～6个月后，才能进行预防接种，否则可能导致复发。

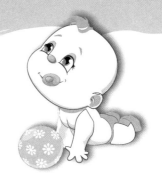

# 第六章

# 爸妈常弄错的十四个小儿免疫力迷思

对于孩子的免疫力，很多父母可能并不是很了解，或者仅仅是有一个模糊的概念，因此常会有很多的困惑和迷思，甚至会常弄错，就是因为一些错误的认识，有不少父母在对孩子的照护中犯下了错误。故而针对这些迷思，给出正确的解读很重要，爸爸妈妈不妨参考一些相关知识，以防自己弄错，危害孩子的免疫力。

## 迷思一：免疫力就是抵抗力？

所谓"抵抗力"指的是在中枢神经系统的控制下，人体的各个系统分工合作，密切配合，保证了人体生命活动的正常进行。其中免疫系统是一个非常重要的组成部分，其主要功能是防御外界病原微生物的侵入，以免引起各种疾病。其所产生的免疫力是指机体杀灭和清除病原微生物的能力。通常，我们把免疫力称为抵抗力，但实际上抵抗力的意义要更广泛。免疫力是体抵御外来病原体的能力，抵抗力还包括人的体质、情绪等方面。所以，判断孩子的健康时，我们会考虑他抵抗力的强弱。

虽然抵抗力包含免疫力，两者并不相同，但是孩子的健康成长与两者都有密切的关系，如果孩子的免疫力得到提高，抵抗力也自然得到了加强。

## 迷思二：免疫力并不是越高越好

季节交替时，父母总是想尽一切办法为孩子提高免疫力，认为"提高免疫力，身体不得病"。在流感多发季节，这是很多爸爸妈妈对免疫力的第一印象，能保护孩子的身体不被流感侵袭。

专家指出，几乎所有人都知道，免疫力低人会生病。可是，却很少有人知道免疫力过高也会得病。许多专家针对时下很流行大补保健品增强人体免疫力表示，人们往往只关注"增强免疫力"，甚至误认为免疫力越高越好。实际上，免疫力只有保持平衡才是健康的状态，如果孩子的免疫力过高，也会引起孩子身体各方面的不适。可见孩子的免疫力过高和过低都是不好的，父母最好让孩子的免疫系统处于稳定的状态之中，这样孩子的免疫力也会比较平衡和稳定，可以更有效地帮助孩子抵御外界各种疾病的侵犯。

对于还在过分热衷于"提高免疫力"的父母来说，别再不停地买各种补品、营养品了，赶快停下来，先检测一下孩子的免疫力是高还是低，再决定下一步怎么做吧。

## 迷思三：多接触细菌可增强免疫力？

科学研究显示，生活在农村的孩子较少患过敏症、湿疹和哮喘等疾病。这可能是因为他们接触病菌和细菌的机会比较多。养猫、狗等小宠物的孩子也比不养宠物的孩子免疫力强。这说明爸妈让孩子多接触细菌可以有效地增强孩子的免疫力，不过爸妈也不必刻意地去创造肮脏的环境，只是在平时的生活中，不要让孩子过度干净，适当地多接触细菌，帮助孩子提高免疫力。

### 1岁以内的婴儿，接触细菌可增强免疫力

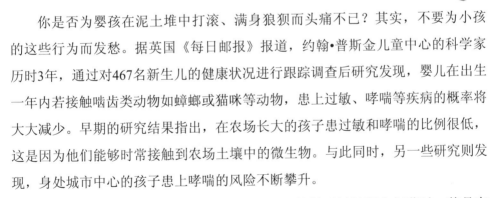

你是否为婴孩在泥土堆中打滚、满身狼狈而头痛不已？其实，不要为小孩的这些行为而发愁。据英国《每日邮报》报道，约翰•普斯金儿童中心的科学家历时3年，通过对467名新生儿的健康状况进行跟踪调查后研究发现，婴儿在出生一年内若接触啮齿类动物如蟑螂或猫咪等动物，患上过敏、哮喘等疾病的概率将大大减少。早期的研究结果指出，在农场长大的孩子患过敏和哮喘的比例很低，这是因为他们能够时常接触到农场土壤中的微生物。与此同时，另一些研究则发现，身处城市中心的孩子患上哮喘的风险不断攀升。

事实上，只有在婴儿1岁之前，当他们首次接触到过敏源和细菌时，其具有的防疫效果才较为明显。因为在这一年里，婴儿的免疫系统正不断地形成。这种接触细菌的时机十分关键，而且过敏源和细菌在激发和训练免疫系统以一种特定的方式运转中也发挥着举足轻重的作用。

## 细菌可以帮助宝宝产生记忆细胞

成长过程中，细菌不断帮宝宝建立"数据库"。在日常生活中，我们会接触很多细菌，有的直接致病，有的有益健康，还有的不足以致病，但是能够在身体内产生抗体。免疫系统管理的数据库不断扩大，可以为越来越多的物质贴上有害或无害的标签。而且辅助性T细胞每参加一次战斗，都会大量克隆自己。因此，人体内有无数训练有素的安全部队，能有效攻击曾经袭击过人体的微生物。

比较"爱干净"的孩子而言，那些"脏孩子"更容易接触多种微生物，让免疫系统对病菌产生免疫记忆。当病菌侵入的时候，免疫系统就可以快速的发挥作用。但是，有些微生物引起的疾病远远比过敏危险的多，因此我们需要在保持良好的公共卫生条件和减低过敏疾病发病率之间寻求一个平衡点。

父母可以重视孩子的卫生习惯，但是父母不能过于让宝宝干净，要知道，让孩子适当地接触细菌，能够强化孩子的免疫防线。

## 迷思四：不允许宝宝生一点儿小病？

作为父母都不希望自己的孩子生病，小心再小心，把孩子呵护得非常细致。天气一冷，妈妈怕宝宝着凉，就不让宝宝出门。爸爸妈妈生怕孩子生病，甚至不允许孩子生一点小病，把孩子当成"温室里的花朵"。

但是，父母可能不知道，如果孩子不生病，就没有办法接触到病菌，免疫系统就无法对它进行识别，当然就不可能对它的进攻进行有效抵抗了。这是因为当病菌第一次侵犯孩子的身体时，由于宝宝身体内缺乏相应的抗体，不能有效地抵御这种病菌，它们会在宝宝的身体内大量增殖，孩子就会生病。而生病的过程中，人体免疫系统因受到刺激会产生各种抗体，最终将入侵人体的病原微生物杀灭或驱逐。病愈后，这些抗体仍然存留在人体内，当同样的病原微生物再次侵犯时，就能有效阻止其入侵，使宝宝不再生病。这就相当于孩子每得一次病，体内免疫系统对病菌的"登记"就多一笔，免疫力就会上一个台阶。只要孩子体内的免疫系统对某种病菌有印象，以后再遇到它，就会做出防御反应。

如果父母不让宝宝生一点小病，宝宝的免疫系统就不会与细菌进行斗争，孩子的免疫力也得不到锻炼，得不到加强，反而不利于孩子身体的健康。因此，对于一些小病，妈妈只需要认真对待，密切观察，不必惊慌。

## 迷思五：干净，才可以少生病？

随着社会的进步，生活条件和水平的提升，许多父母在生活的一些小细节上越来越讲究，尤其对孩子的卫生状况要求几近苛刻，衣食住行都采用无菌标准，其实这样不仅不会减少孩子生病，反而不利于孩子免疫力的发展、提升。

英国的科学家们对超过10000个初学走路的孩子进行了调查，询问这些孩子的家长"是否每次吃饭前都给孩子洗手"和"多久给孩子洗一次澡"等卫生问题。根据家长给出的答案，研究人员对每个孩子的卫生状况进行分级。几年后，科学家对孩子们的健康状况进行调查，并分析卫生状况与健康情况之间有何联系。调查结果可能会让那些精心照顾孩子的家长大吃一惊，因为孩子越讲卫生，也就是说孩子洗手或洗澡的次数越多，他们长大后就越容易患哮喘和过敏性皮炎等疾病。

随着越来越多的实验证据支持卫生学假说，科学家不得不承认：可能正是因为我们太爱干净了，所以过敏性疾病的发病率不断攀升。

当然，这并不是说鼓励孩子居住环境脏乱，会滋生细菌、病毒的地方，或者故意给孩子吃不干净的食物等。注意掌握一个适度即可，比如通风换气，保持空气清新，维持居室清洁；食物要新鲜、在保质期内、无有害添加剂的。

我国传统中医认为"燥则生风，生风则痒"。"风"指一种病因，可能导致皮肤瘙痒。因此，常给幼儿洗澡，能促进血液循环，有利于新陈代谢。但洗澡过于频繁，过于干净，反而会降低孩子皮肤的杀菌能力。

其实讲究卫生是好事，在一定程度上，让孩子饭前或便后洗手，确实可以防止孩子感染病菌，但是不能让孩子所处的环境中病菌太少，这样父母就剥夺了孩子与病菌进行抵抗的机会，孩子的免疫力自然得不到很好的发展。所以，爸爸妈妈一定要注意，不能过度干净。

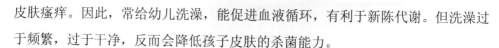

## 迷思六：只有蛋白质才能提高免疫力？

蛋白质是生命的物质基础，是有机大分子，是构成细胞的基本有机物，是生命活动的主要承担者，没有蛋白质就没有生命。蛋白质确实对于孩子的免疫力至关重要，因此很多父母认为，补充蛋白质可以提高孩子的免疫力，这个观点没什么问题，但父母为此只给孩子补充蛋白质，甚至一直给孩子补充蛋白质，是不对的。虽然蛋白质可以提高免疫力，但是不是只有蛋白质才能提高免疫力。孩子想要提高免疫力，需要的是多种多样的营养，不仅需要蛋白质，还需要各种维生素和矿物质。

而且一直让孩子补充蛋白质，可能会导致蛋白质摄取过多，给身体造成不良影响。首先，过多的摄入动物蛋白，就必然摄入较多的动物脂肪和胆固醇。其次，蛋白质过多本身也会产生有害影响。正常情况下，身体必须将过多的蛋白质脱氨分解，氨则由尿排出体外，这加重了代谢负担，而且，这一过程需要大量水分，从而加重了肾脏的负荷，若肾功能本来不好，则危害就更大。最后，过多的动物蛋白摄入，也造成含硫氨基酸摄入过多，这样可加速骨骼中钙质的丢失，易产生骨质疏松。

所以，爸爸妈妈在给孩子补充蛋白质的时候，一定要科学合理，要按照孩子的需求进行补充，不能过量。其实，在孩子的饮食中，所有肉类中都含有丰富的蛋白质，已经能够满足孩子发育的需要，一般不需要再额外补充了，除非孩子有特殊需要，可在医生的建议下补充蛋白质。

## 迷思七：动不动就用抗生素？

父母千万不要动不动就给孩子使用抗生素。抗生素对免疫功能的形成有干扰作用，当感染不严重时，尽量不要用抗生素，而是靠自身的抵抗力使免疫系统得到锻炼。这样再遇到同样的"敌人"时，已经训练过的免疫细胞便会产生有针对性的免疫力，保护身体安全。而激素是免疫抑制剂，会直接破坏免疫功能。

抗生素是由微生物（包括细菌、真菌、放线菌属）或高等动植物在生活过程中所产生的具有抗病原体或其他活性的一类次级代谢产物，能干扰其他生活细胞发育功能的化学物质。

病毒或者细菌都可以引起感冒。病毒引起的感冒属于病毒性感冒，细菌引起的感冒属于细菌性感冒。抗生素只对细菌性感冒有用。其实，很多感冒都属于病毒性感冒。严格意义上讲，对病毒性感冒并没有什么有效的药物，只是对症治疗，而不需要使用抗生素。大家可能都有过这种经历，感冒以后习惯性在药店买一些感冒药，同时加一点抗生素来使用。实际上抗生素在这个时候是没有用处的，是浪费也是滥用。

当抗生素长期大量地使用时，最易使人受到药物的毒害，如造成肠道菌群失调、药物不良反应、耐药菌的产生及增加经济负担等。临床资料显示，儿童是受到细菌感染最多的人群，因此，儿童因细菌感染而到医院就诊的次数远远高于其他人群，他们接受抗生素治疗的机会更多。不分原因，不分场合，滥用抗生素，让儿童经常地、重复地接受抗生素的治疗，其危害性很大。

## 1. 引起儿童免疫力下降

一般情况下，处于发育阶段的儿童自身有一定的抗病免疫能力，能将一般的细菌与病毒拒之门外，杀之门内，不容易让细菌与病毒在体内"猖狂"太久。而一旦得病就马上用抗生素，孩子机体的"卫兵"，即免疫防御系统未得到充分锻炼，日久必然会战斗力低下，在真正强大的细菌和病毒的入侵时，就会败下阵来。这也是一些孩子越用药病越多，病越多越用药，形成恶性循环的原因。

## 2. 引起药物性营养

许多抗生素类药物可影响人体对某些营养素的吸收、合成、代谢和排泄，因此，过多地用药，会引起儿童营养不良。如四环素类药物会加速尿的排泄，影响钙、镁、铁、铜、锌的吸收，对儿童生长发育极为不利。

## 3. 引起药物不良反应

儿童的各个脏器未发育完善，对于药物毒性的耐受性较差，对药物的过敏反应也较多，稍有不慎，极易引起严重的药物不良反应。如给小儿服用头孢菌素类抗生素可引起肝毒性反应，多数头孢菌素大剂量应用时可导致氨基转移酶、碱性磷酸酯酶、血胆红素等升高；给幼儿服用痢特灵，容易引起药物性溶血；给婴幼儿服用氯霉素易引起灰婴综合征及再生障碍性贫血；给儿童服用氨基糖苷类抗生素，易引起肾功能损害和永久性耳毒损害，造成听力下降甚至消失等。

## 4. 造成肠道菌群失调及形成二重感染

正常肠道菌群可帮助消化，对侵入肠道的致病菌有一定的拮抗作用。长期应用广谱抗生素会抑制体内有助于消化的非病原性菌的繁殖，破坏人体内的微生态环境，造成抵抗力下降和人体内肠道菌群失调，从而导致消化不良、腹泻等症状。同时长期或大量使用广谱抗生素，由于体内各处敏感细胞被抑制，而未被抑制的细菌及真菌即乘机大量繁殖，形成二重感染，使肠道内耐药性的金黄色葡萄球菌、绿脓杆菌、变形杆菌、某些梭状孢杆菌和白色念球菌等大量繁殖引起肠炎。

## 5. 增加经济负担

如小儿腹泻、感冒，一般无需用抗生素，但目前小儿腹泻、感冒滥用抗生素的现象十分普遍，这不仅可引起不良反应，促使细菌产生耐药性，增加合并症，而且延长病程，结果增加患者的经济负担，是一种浪费。小儿腹泻的治疗，应用抗生素不仅无效，而且有一定不良反应，使病程延长，住院天数增加，相应地增加了患者的治疗费、材料费及其他费用，明显地增加了患者的经济负担。又如，对麻疹病例，应用抗生素预防细菌性感染，合并症常增多，使病程延长，也是得不偿失的。

爸爸妈妈一定要注意，如果孩子生病最好不要使用抗生素。使用抗生素，可能当时觉得效果很好，但是本质上并不有利于孩子正常地健康地生长和发育。

## 迷思八：抗生素越新越好？

有一些家长认为新的抗生素比老的好，不良反应小、药效快，为了让病好得更快，点名要进口药、新药。其实这种用药方法忽略了治疗的针对性，即忽略了新、老抗生素的作用特点，以及同类而不同品种药物之间的差别。例如红霉素，这是一种很老的抗菌药物，价格很便宜，它对于军团菌和支原体感染的肺炎具有相当好的疗效，而价格非常高的碳青霉烯类和三代头孢效果反而不如它。再比如以头孢菌素为例，对于阴性杆菌，特别是产酶耐药阴性杆菌引起的重症感染，如术后感染、烧伤后创面感染等，头孢菌素的确是愈新愈好，即三代头孢菌素的抗菌作用明显超过二代和一代。但对耐药金黄色葡萄球菌感染的疾病，如皮肤软组织感染、上呼吸道感染等，三代头孢菌素的疗效却不及一代和二代头孢菌素，也就是说，不是任何情况下，新品种抗生素都优于老品种的。

一般来说，新的抗菌药物的诞生往往是因为老的抗菌药物遇上了耐药菌，如果老的抗菌药物有效，就当"用老不用新"。老药经过长期的临床应用，药效稳定，不良反应等潜在危害明确，因此安全性更高；而新药、进口药，在国内使用的病例与老药相比少得多，药物潜在的不良反应不易被发现。

还有一种不科学的用药方法，即不论感染疾病的轻重，盲目将高效品种抗生素用于一般感染，这不仅造成药物的浪费，还有可能产生耐药性，以致造成严重不良后果，例如不加选择地将三代头孢菌素作为常用抗生素使用，这必然会产生对多种第三代头孢菌素交叉耐药的高度耐药菌。一旦人们因这种耐药阴性杆菌引起严重感染，那么就会使病情难以控制，因为至今尚无一种抗生素可以有效地控制这类耐药细菌。反之，在治疗重症感染时，如人为地规定先用便宜的常用药，再采取逐渐"升级"的做法也是不妥的。

因此，在临床上，如能合理地使用抗生素，则可降低耐药菌的增长，有效地控制耐药菌感染。这对降低者的感染发病率和病死率，延长有效抗生素的使用寿命都具有重要的意义。

如果一定要让孩子使用抗生素，父母要多了解一些抗生素方面的知识，要知道抗生素并不是越新越好。

## 迷思九：打防疫针越多越好？

打防疫针可提高儿童的免疫力，因此有一些父母总想给孩子多打几种，以增强其对传染病的抵抗力。小儿打防疫针并非越多越好，为什么呢？打防疫针多不就会预防疾病，提高免疫力吗？难道防疫针打多了还会给宝宝带来不良影响？其实打防疫针并非越多越好，有时甚至会产生不良后果。

计划免疫程序是通过大量科学试验而制定的，不能随意更改，既不要漏打、少打，也不可重打、多打。只要按照程序执行，完全可以保护儿童免受疾病传染。

有时过多地接种某种疫苗，反而不会产生抗体，或产生抗体很少，在医学上叫做免疫麻痹。就好像我们本来只能吃1个馒头，但为了多获得营养非要吃5个不可，表面看来吃进去的食物多了，获得营养会成倍增加。但事实上，由于胃肠功能不胜重负，反而会因消化不良而减少营养的吸收，甚至会因消化不良引起腹泻，结果一点营养也得不到。

另外，各种疫苗都是用病菌、病毒或它们产生的毒素制成的，尽管经过杀灭和减毒处理，但仍具有一定毒性，接种可引起一些反应。特别是在制作过程中，不可能把培养细菌或病毒生长所用的物质完全除掉，其中有的属于异体蛋白质，会引起过敏反应，轻则出现皮疹，重则发生休克。

并且，这种过敏反应的发生会随着打针次数的增加而增多。因为人体接触异性蛋白质的次数越多，越处在敏感状态，越容易发生过敏反应。所以，预防针并非打得越多越好，家长要按照国家制定的统一的计划免疫程序来施行，这样既能达防病目的，又减少不良反应的发生。那么，哪些预防针是必须要打的，哪些不是呢？

1.强制要打的就必须打，如卡介苗、脊髓灰质炎、乙肝、百白破、麻风腮、乙脑。

2.非强制，但推荐打的，如轮状病毒、水痘、流脑等。这些在发达国家也列入必打范围，国内因为经费原因未列入强制，但确实有必要打。

3.特殊情况打的，如流感、甲肝、肺炎等。这些是体质特别不好或不得不与患者接触的高危易感儿童打的。

可见，只要按照免疫程序，注射基础免疫的疫苗即可。父母千万不要过度迷信疫苗，要想办法通过增加营养、增强体质来帮助孩子提高免疫力和抵抗力。

## 迷思十：益生菌很好，多多益善？

胎儿在妈妈肚子里的时候，消化管道是完全无菌的。出生后24～48小时，消化道里就出现了细菌。孩子越大，他的肠道菌群就越复杂、越多样。孩子2岁的时候，肠道菌群已经接近成年人的数量。

人的肠道内有各种菌群，既有有害菌，又有有益菌，其中除了1%的需氧菌是对人体有害的，其他99%的厌氧菌都是对人体有益的。在这些有益的厌氧菌中，绝大部分是双歧杆菌，约占95%，1%为乳酸菌，4%为其他厌氧菌。

可别小看了这些肉眼看不见的小东西，它们可是保护宝宝肠胃的小卫士。肠道菌群有助于消化系统的良好运作，保护肠道黏膜和细胞更新。它还可以分解食物中难以消化的大分子，使肠道能够吸收更多的营养。而且，肠道菌群还能帮助孩子调节免疫功能，有效抵御致病细菌侵入。但是，肠道内的菌群比例会因为各种原因而经常改变。比如有的细菌对某类药物比较"敏感"，孩子吃这类药时，这些细菌会被药物杀死，肠道内的菌群比例就会改变，孩子的肠胃功能也因此而受到影响。

这时就需要补充益生菌来抢救菌群失衡的境况，让肠道维持正常的菌群生态，而且还没有不良反应，从这一点来看益生菌是个好东西，但父母不要因此就认为益生菌补充得越多越好，盲目滥用益生菌也会对健康带来负面影响。一般来说，益生菌口服制剂只限于在临床上用于治疗肠道功能衰竭或失调的患者，口服益生菌产品虽然能在短时间内使人体肠道获得有益菌，但长期服用会对人体构成潜在的危害。

如果长期使用人工合成的益生菌产品，会促使肠道功能逐步丧失自身繁殖有益菌的能力，久而久之人体肠道便会对它产生依赖性，医学上称之为益生菌依赖症。人一旦患上益生菌依赖症，终身都将依靠和使用人工合成的口服益生菌产品来维持生命的健康状态。

其实，人体可以自己产生益生菌。吃进的食物经过肠道消化、分解和发酵也会产生大量的益生菌群。普通人对益生菌的需求量并不是很大，在正常情况下人体还能自行调整体内的菌群平衡。对于发育正常的孩子来说，完全没有必要额外补充益生菌。

益生菌主要在两种情况下使用（需在医生指导下短期使用，不能长期滥用）。

1.长期使用抗生素不但杀死了致病菌，同时也杀死了与之同存的益生菌，所以需要补充益生菌以重新建立体内微生态屏障。

2.因腹泻造成大量的益生菌丢失，致使肠道菌群失衡。此时需要补充益生菌，重新建立肠道菌群平衡。因肠道病变导致腹泻、真正需要补充益生菌的患者，最好在医生的指导下服用足剂量的药用益生菌，以免耽误病情。

如果孩子的饮食结构合理，能从正常饮食中摄取所需营养，而且孩子的生活也很有规律，有良好的生活方式，那么益生菌保健食品对你的孩子来说就不是必需的。以后千万不要再把益生菌保健食品当药用，如果孩子有病还需及时就医。如确实需要益生菌保健食品，最好在医师或营养师的指导下服用。

## 迷思十一：给孩子注射丙种球蛋白，可以让孩子少感冒？

"一到冬天孩子就感冒，在秋天时打一针丙种球蛋白，能增加抵抗力吗？"这是很多父母困惑和迷茫的问题。

近年来，免疫球蛋白的功能越来越被人熟知。注射人免疫球蛋白可以预防非典、手足口病，能防治流感、肺结核、癌症等说法曾在一些地方传播。一些患者在治疗时常要求医生给其注射人免疫球蛋白，也有父母给体弱的孩子反复使用这种血液制品。有些人把丙种球蛋白奉为"万能药"，认为只要打上一支就万事大吉，我作为医生，告诫各位父母，丙种球蛋白滥用有危险。

## 免疫球蛋白为何物

免疫球蛋白是一组具有抗体活性的蛋白质。这些蛋白质是人体受到细菌、病毒以及异物侵入或发生过敏反应时产生的抗体，一般情况下对人体具有保护作用，可以说是人体抵抗疾病的"战士"。这些蛋白质主要存在于生物体血液、组织液和外分泌液中，是检查机体体液免疫功能的一项重要指标。

人类的免疫球蛋白分为五类，即IgG、IgA、IgM、IgD和IgE，其中IgD和IgE含量很低，故我们常规所测定的免疫球蛋白主要为IgG、IgA、IgM三项。人免疫球蛋白中丙种球蛋白含量占90%以上，含有多种抗体，所以一般人们将免疫球蛋白称为丙种球蛋白。药用静注人免疫球蛋白是采用健康人血浆或血清分离、纯化，并经灭活、祛除病毒步骤加工制备而成，具有抗菌、抗病毒、抗毒素等多种免疫中和及免疫调节作用。

丙种球蛋白是一种被动免疫疗法，一些免疫缺陷患者在输注丙种球蛋白后，使之从低或无免疫状态很快达到暂时免疫保护状态，由于抗体与抗原相互作用起到直接中和毒素与杀死细菌和病毒，因此，机体的抗感染能力和免疫调节功能的确能迅速提高、增强。

但是，免疫球蛋白制品不可滥用。免疫球蛋白虽然有一定的抗病能力，通常人体在注射球蛋白后3～4周，体内保持一定浓度的抗体，可以预防有关疾病，以后抗体含量逐渐减少以致消失，就没有防病作用了。

是否需要使用丙种球蛋白，取决于患者体内丙种球蛋白水平的高低，当血清丙种球蛋白低于正常值时，使用丙种球蛋白可以起到调节免疫、防止感染的作用；而当人体血清丙种球蛋白正常时，反复使用外源性丙种球蛋白则会抑制自身的丙种球蛋白的生物合成，不仅起不到免疫促进作用，反而会抑制自身的免疫功能，削弱了机体的抗病能力。一旦停用，疾病会更多、更重。尤其是患儿反复生病或久治不愈时，不要盲目打丙种球蛋白，要先查清病因，看体内是否缺少丙种球蛋白。

滥用人免疫球蛋白制品，少数人可出现头痛、肌痛、寒战、恶心、乏力、发热、关节痛和血压升高等不良反应，可使大多数人血黏滞度增加，有的发生过敏反应，导致心率加快或减缓，甚至引发休克。

需要提醒的是，人免疫球蛋白作为血液制品，尽管具有很好的疗效，但如果在提取过程不严格把关，就有可能感染乙肝、艾滋病等。临床曾发生过多次由于使用血液制品，导致群体血源病毒性疾病感染的事件。

对于一些父母给体弱的孩子注射人免疫球蛋白的做法，专家提醒，儿童正处于自身免疫系统不断健全和完善的阶段，孩子的抵抗力也在不断地成长之中，反复使用被动免疫法，反而会干扰孩子自身抗体的形成，同时，有可能引发过敏反应。所以，父母千万不要随意给孩子注射丙种球蛋白，如果因身体原因必须使用，需在医生指导下使用，不可私自滥用。

## 迷思十二：少喝水就能减轻污染？

随着现代工业文明的日益发展，环境污染现象越来越严重，尤其是水污染也越来越严重，许多父母觉得只要让孩子少喝水就会减轻孩子的水污染，这是错误的观点。水是生命的源泉，在人体内的含量达70%，可以调节体温，维持体内电解质的平衡。尤其是小孩子每天体内水的更换率比成人快，因此，宝宝更要多喝水。

明代李时珍在《本草纲目》中提到："药补不如食补，食补不如水补。"在孩子生病时多喝水也可以加快痊愈，水可促进食物消化和吸收，维持正常循环和排泄，调节体温，保持黏膜湿润，是抵挡细菌的重要防线，因此水是保持幼儿抵抗力的最佳来源。

所以，父母一定不能让孩子的身体缺水，如果想要减轻水污染，父母可以在家买一台过滤器，让孩子喝更加健康和污染比较少的水，但是不能让孩子少喝水，而且要想办法帮助孩子养成合理的喝水习惯。但要注意，要喝白开水，而不是糖饮料。

## 迷思十三：多吃营养品和补品，提高孩子免疫力？

作为医生，我常听到这样的话，例如"这孩子经常感冒，免疫力太差，要多吃营养品和补品"或是"这孩子太弱了，不强壮，吃点补品吧"。其实作为父母，谁都希望自己的孩子少生病，最好是不生病，特别强壮，再加上很多父母认为营养好才能身体好，于是，市面上各式各样的保健品成了提高孩子免疫力的新宠。但是，补品真的能提高孩子的抵抗力吗？

补品和保健品其实是作为药而存在的，父母必须明白"是药三分毒"的道理。《素问•藏气法时论》记载："毒药攻邪，五谷为养，五果为助，五畜为益，五菜为充，气味合而服之，以补精益气。"这句话的意思是，药物只是除病，生病之后才可以吃药，但要使正气恢复，身体强壮，必须依靠五谷、五果、五菜等富有营养的食物来补充身体中所缺少的维生素和微量元素。在治疗疾病的过程中，药物固然重要，但是饮食调养的作用是不可忽视的。我作为医生，帮助各位父母来分析一下现在市面上的各种营养品。

一般情况下，提高免疫力的补品和营养品有几种类型。我们现在就来逐一分析这几类补品是否适合孩子用来增强免疫力。

## 1. 中医药补品

中药中的补品，一般都是大补之物。大补之物并不适合健康孩子，传统的中草药补品，如燕窝、阿胶、人参、虫草和鹿茸等，这些大补之物有着各自不同的适用人群，并不是吃了这些就可以增强孩子的免疫力，并且这些东西并不适用于绝大多数健康的孩子。此外，现在社会还流行各种各样的膏方，即使适合孩子吃的，那也只适用于少数体质羸弱或有各种慢性疾病的孩子，如果家长觉得孩子应该补充一下，最好而且必须在正规医院由具有资质的中医师根据孩子具体的身体情况而定。

## 2. 营养素补品

确实，任何维生素和微量元素缺乏都可能影响孩子的免疫力，但是不缺多补，不仅无益，反而有害于孩子的免疫力。营养素补品中一些维生素、微量元素等物质，如维生素A、维生素D、维生素C、B族维生素、乳铁蛋白、α-乳清蛋白、DHA等长链多不饱和脂肪酸和铁、锌、硒等，对人体免疫力的影响更是得到大量的现代实验研究的证实。但是，在给孩子进行补充时，一个很重要的前提就是孩子到底缺不缺，营养素缺乏确实会导致孩子免疫力下降，如果不缺，对免疫力就没有影响。

## 3. 有特殊功效的补品

市面上，一些标注有特殊功效的补品，一定要慎之又慎。还有一些，只说功效神奇，独家秘方，包装上并没有明确标示成分，最好是不要进行选择。如果这些补品压根没有任何作用，也没有有害物质，这样的情况还比较好，如果含有某些违禁成分，短期内看起来很有效，但是却难保长期效果，并且会产生

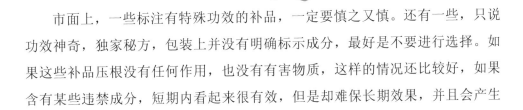

231

不良后果，所以，成分不明的补品，说得再好也别轻易买回家，更不能轻易让孩子食用。

所以，父母给孩子多吃营养品和补品，原本是为了孩子好，结果往往会好心办坏事，反而有损孩子的免疫力，那就得不偿失了，父母再给孩子选择营养品和补品时，一定要谨慎。

## 迷思十四：孩子健康出问题，是因为免疫力低？

### 1. 宝宝经常发热，是不是免疫力低？

发热只是症状，不是原因。孩子发热，应该寻找病因。不要认为经常发热的孩子就一定是免疫功能低下。最忌讳的做法就是，一旦孩子出现了呼吸道感染，就选择抗生素+ 抗病毒药物+ 免疫增强剂，这样非常不利于免疫系统的成熟，反而会带来损伤。

### 2. 宝宝对牛奶过敏，是不是免疫功能不好？

过敏本身是免疫功能异常增强的表现，不属于免疫功能低下。孩子牛奶过敏，要回避牛奶及其制品，并使用深度水解或氨基酸配方奶，保证营养来源。开始添加辅食的时候，可以根据孩子的接受情况，逐渐添加，以寻找孩子能够接受的食谱。

## 3. 孩子得了好几次肺炎，是不是免疫系统出问题了？

诊断肺炎除了呼吸道症状外，应该还有胸部X线检测结果，再有病原学检测结果。不要轻易将发热+咳嗽+有痰，就诊断为肺炎。而且即使是肺炎，也不一定是细菌感染。只要孩子不是反复的细菌性感染性肺炎，就不代表免疫功能存在问题。

## 4. 孩子有哮喘，用不用给他用些增强免疫力的药？

哮喘的常见原因是过敏，过敏是免疫增强的表现，如果再提高抵抗力，过敏将会更加严重。治疗哮喘，首先应该寻找过敏的原因，去除过敏原才是根治的主要方法。哮喘发作时不应选用抗生素，除非同时合并了细菌或支原体感染，应该使用支气管解痉药物和皮质激素。

233